中医经典文库

医方考

明·吴昆 编著

洪青山 校注

U0334905

中国中医药出版社

·北京·

图书在版编目（CIP）数据

医方考/（明）吴昆编著；洪青山校注 —2 版 . —北京：中国中医药出版社，2007. 1（2020. 8 重印）
（中医经典文库）
ISBN 978-7-80089-585-2

Ⅰ. 医… Ⅱ. ①吴…②洪… Ⅲ. 方书 - 中国 - 明代
Ⅳ. R289. 348

中国版本图书馆 CIP 数据核字（2007）第 002238 号

中国中医药出版社出版
北京经济技术开发区科创十三街 31 号院二区 8 号楼
邮政编码 100176
传真：64405750
山东百润本色印刷有限公司印刷
各地新华书店经销
*
开本 850 × 1168 1/32 印张 9. 75 字数 237 千字
2007 年 1 月第 2 版 2020 年 8 月第 2 次印刷
书 号 ISBN 978-7-80089-585-2 册数 2000
*
定价：29. 00 元
网址 www. cptcm. com

如有质量问题请与本社出版部调换（010 64405510）
版权专有 侵权必究
社长热线 010 64405720

读者服务部电话：010 64065415 010 84042153

书店网址： csln. net/qksd/

《中医经典文库》专家指导委员会

马宝璋　王士贞　王忆勤　王旭东　王庆其
王启才　王国才　王和鸣　王振国　邓中甲
田德禄　朱文峰　孙广仁　严隽陶　严世芸
李赛美　李曰庆　李忠仁　李任先　李　冀
邵冠勇　杨　进　吴富东　张玉珍　张其成
张廷模　张家礼　张登本　汪受传　沈雪勇
陆寿康　陈红风　范永升　林培政　周永学
段逸山　姜良铎　姜建国　施　杞　高学敏
常存库　梁繁荣　曾庆华　熊曼琪

《中医经典文库》编委会

总 主 编　王国辰
副总主编　张年顺　范吉平　吴少祯
　　　　　李占永　华中健　芮立新
策　　划　华中健　张钢钢
学术秘书　刘　喆

《中医经典文库》专家顾问委员会

丁泽民	干祖望	于已百	于致顺	马继兴
王永炎	王自立	王灿辉	王洪图	王雪苔
王绵之	方和谦	邓铁涛	石学敏	史常永
朱进忠	朱良春	朱惠芳	任继学	刘祖贻
刘弼臣	许润三	许建中	汤益明	李今庸
李玉奇	李寿山	李连达	李经纬	杨春波
何炎燊	余瀛鳌	张　琪	张学文	张伯礼
张鸣鹤	张镜人	陆　拯	陈可冀	郁仁存
周仲瑛	尚天裕	柳长华	段富津	夏桂成
晁恩祥	倪珠英	徐景藩	郭子光	唐由之
黄鼎坚	曹洪欣	程莘农	傅　芳	焦树德
谢海洲	裘沛然	路志正	谭新华	樊正伦
颜正华	颜德馨			

前　言

中华医药源远流长，中医药理论博大精深，学说纷呈，流派林立，要想真正理解、弄懂、掌握和运用她，博览、熟读历代经典医籍，深入钻研，精思敏悟是必经之路。古往今来，凡是名医大家，无不是在熟读精研古籍名著，继承前人宝贵经验的基础上，厚积薄发、由博返约而成为一代宗师的。

故此，老一辈中医药专家都在各种场合呼吁“要加强经典学习”;“经典是基础，传承是关键”。国家有关行政部门也非常重视，在《国家中长期科学和技术发展规划纲要 (2006 ～ 2020)》中就明确将“中医药传承与创新”确立为中医药领域的优先主题，国家中医药管理局启动了“优秀中医临床人才研修项目”，提出了“读经典，做临床”的口号。我们推出这套《中医经典文库》，也正是为了给广大中医学子阅读中医经典提供一套系统、精良、权威，经得起时代检验的范本，以倡导研读中医经典之风气，引领中医学子读经典、用经典，为提高中医理论和临床水平打牢根基。

本套丛书具有以下特点：①书目权威：丛书书目先由全国中医各学科的学科带头人、一流专家组成的专家指导委员会论证、筛选，然后经专家顾问委员会审核、确定，均为中医各学科学术性强、实用价值高，并被历代医家推崇的代表性著作，具有很强的权威性；②版本精善：在现存版本中精选其中的最善者作为底本，让读者读到最好的版本；③校勘严谨：聘请具有深厚中医药理论功底、熟谙中医古籍文献整理的专家、学者精勘细校，最大限度地还原古籍的真实面貌，确保点校的高质量。

在丛书出版之际，我们由衷地感谢邓铁涛、朱良春、李经纬、余瀛鳌等顾问委员会的著名老中医、老专家，他们不顾年迈，热情指点，让我们真切感受到老一辈中医药工作者对中医药事业的拳拳挚爱之心；我们还要感谢专家指导委员会的各位专家和直接参与点校整理的专家，他们不辞辛苦，兢兢业业，一丝不苟，让我们充分领略到中医专家的学者风范。这些都将激励我们更加努力，不断进取，为中医药事业的发展贡献出更多无愧于时代的好作品。

中国中医药出版社

2007 年 1 月

内 容 提 要

本书为明代医家吴昆编著。全书共 6 卷，收集历代常用方 700 余首，按病症分为中风、伤寒、感冒、暑湿、瘟疫等 44 类，每类下集同类方若干首，揆之于经，酌以己见，订之于证，发其微义，对各方阐明其组成、方义、功用及药物配伍。全书选方精确，论理清楚，在方书中，颇具影响。是一部学习中医方剂的重要参考书。

校注说明

《医方考》为明代医家吴昆编著。吴昆，字山甫，别号鹤皋，安徽歙县人，生于公元1551年，卒年未详。其早年习儒，后弃儒习医，攻读典籍，颇有心得，后游江浙各地行医，享有盛名。吴氏一生著述颇多，有《黄帝内经素问吴注》、《脉语》、《针方六集》、《药纂》、《砭焫考》、《医方考》等，其中《医方考》流传最广。

全书共6卷，收集历代较常用方700余首，按病证分为中风、伤寒、感冒等72门，每门下集同类方若干首；对各方"考其方药，考其见证，考其名义，考其事迹，考其变通，考其得失，考其所以然之故。"由于该书对所集古方均能相互比勘，阐发方义，尤其对方剂中药物的配伍意义论述深刻，故对后学颇有启迪。深受历代医家重视。

该书自明万历12年（公元1584年）问世以来，代有刊刻。此次整理以明万历十四年亮明斋刊本为底本，《中国医学大成》本为校本校注而成。其具体作法如下：

一、凡底本中明显错字，予以径改。

二、目录与正文缺略处，予以互补。

三、生僻之通假字，予以诠释。

四、全书简体横排，版式变动，方位词随之变动，不再出注。

校注者

序

上医治未病，方无尚也，垂经论焉。经论，医之奥者。中医治已病，于是乎始有方，医之粗也，非其得已，视斯民之疾苦，故因病以立方耳。季世人，知医尚矣。习方，其简也，穷经，其烦也。乃率以方授受，而求经论者无之。舍斯道之奥，宝斯道之粗，安望其术之神良也！余年十五志医术，逮今十有八稔，惧辱医名，蚤夜遑遑，惟经论是搜，不敢自是，游海内者数年，就有道者而贽谒之，见贱工什九，良工什一，不惟上古之经论昧焉，虽中古之方，犹弗达也。弗明方之旨与方之证及诸药升降浮沉、寒热温平、良毒之性，与夫宣、通、补、泻、轻、重、滑、涩、燥、湿，反正类从之理，而徒执方以疗病，恶能保其不殃人乎？乃为之悯恻，取古昔良医之方七百余首，揆之于经，酌以心见，订之于证，发其微义，编为六卷。题之端曰《医方考》。盖以考其方药，考其见证，考其名义，考其事迹，考其变通，考其得失，考其所以然之故，非徒苟然志方而已。君子曰：夫夫也，弱龄谫陋，轻义古人，则昆有罪焉尔。世有觉者，触目而疵之，从而可否之，吾幸吾之得师也。游艺者，玩索而惜之，存而左右之，吾幸吾之朋与也。如山野之陬，湖海之远，求良医而不速，得开卷检方，能究愚论而斟酌自药焉，则吾人之一念也。或者尚论千古，末张、孙而本轩、岐，劣群方而优经论，则孟轲氏所谓游于圣人之门者难为言矣，安用夫斯籍之赘也！

皇明万历十二年岁次甲申孟冬月古歙吴昆序

目　录

卷之一

卷之二

卷之三

卷之四

卷 之 五

卷 之 六

卷之一

中风门第一

叙曰：风者，百病之长，得行天之象，故其发也暴。然上世论风，主于外感；乃河间主火，东垣主气，丹溪主湿，而末世之论纷然矣。今考名方二十三首，为风，为火，为气，为湿，皆时出而主之，初不泥于一说也。

乌梅擦牙关方

病人初中风，筋急，口噤不开，便以铁物开之，恐伤其齿，宜用乌梅肉擦其牙关，牙关酸软，则易开矣。此酸先入筋之故也。其有中风证而口开不噤者，筋先绝也，不治。

稀 涎 散

猪牙皂角四条，去黑皮，炙　白矾一两，枯　共为末，每进三字，水下。

病人初中风，暴仆，痰涎涌盛，此药与之，频吐涎沫，壅塞少疏，续进他药。

清阳在上，浊阴在下，则天冠地履，无暴仆也。若浊邪风涌而上，则清阳失位而倒置矣，故令人暴仆。所以痰涎壅塞者，风盛气涌而然也。经曰：病发而不足，标而本之，先治其标，后治其本。故不与疏风补虚，而先为之吐其涎沫。白矾之味咸苦，咸能软顽痰，苦能吐涎沫；皂角之味辛咸，辛能利气窍，咸能去污垢。名之曰稀涎，固夺门之兵也。师曰：凡吐中风之痰，使咽喉疏通，能进汤液便止。若攻尽其痰，则无液以养筋，能令人挛急偏枯，此大戒也。

通顶散

藜芦　生甘草　川芎　细辛　人参各一钱　石膏五钱

共为末。

病人初中风，不知人事，口噤不能开，用此药一字，吹入鼻中。有嚏者，肺气未绝，可治。

中风，不知人事，病则急矣。以平药与之，不能开其壅塞，故用藜芦与人参、细辛相反，使其相反而相用也。肺苦气上逆，故用石膏之重以坠之，甘草之平以缓之。乃川芎之用，取其清气利窍而已。

苏合香丸

沉香　青木香　乌犀角　香附子　丁香　朱砂　诃梨勒　白檀香　麝香　荜拨　龙脑　白术　安息香　苏合油各二两　薰陆香一两

病人初中风，喉中痰塞，水饮难通，非香窜不能开窍，故集诸香以利窍；非辛热不能通塞，故用诸辛为佐使。犀角虽凉，凉而不滞；诃梨虽涩，涩而生津。世人用此方于初中之时，每每取效。丹溪谓辛香走散真气，又谓脑、麝能引风入骨，如油入面，不可解也。医者但可用之以救急，慎毋令人多服也。

许胤宗黄芪防风汤熏蒸法

许胤宗者，唐时常州义兴人也，初仕陈，为新蔡王外兵参军。时柳太后感风不能言，脉沉而紧①，胤宗曰：口不下药，宜以汤气蒸之，令药入腠理，周时可瘥。遂造黄芪防风汤数十斛，置于床下，气如烟雾，次日便得语。由是超拜义兴太守。昆谓鼻气通乎天，故无形之气，由鼻而入，呼吸传变，无处不之。黄芪甘而善补，得防风而功愈速，驱风补虚，两得之矣。自非胤宗之通达，不能主乎此法。医者能善用之，则亦可以治乎今之人矣！

二陈汤

半夏姜制　陈皮去白　白茯苓去皮，各等分　甘草炙，减半

风盛痰壅，既用稀涎等药开其气道，续以此方主之。

风干于脾则痰壅，然痰之生，本于湿，半夏所以燥湿也，茯苓所以渗湿也，湿去则痰无由以生；痰之为患，本于脾虚气滞，甘草所以补脾也，陈皮所以利气也，补脾利气，则土又足以制湿，而痰且无壅滞矣。此二陈之旨也。名曰二陈，以橘、半二物贵乎陈久耳。正考见痰门。

四君子汤加竹沥姜汁方

人参　白术　茯苓　甘草　竹沥　姜汁

丹溪曰：半身不遂，在右者，属气虚，以此方主之。

经曰：左右者，阴阳之道路也。故左属血，而右属气。气虚者，补之以甘，故用人参、白术、茯苓、甘草。四件称其为君子者，谓其甘平，有冲和之德，而无克伐之性也。其加竹沥，谓其行痰；其加姜汁，所以行竹沥之滞，而共成夫伐痰之功耳。

四物汤加桃仁红花竹沥姜汁方

当归酒洗　川芎洗去土　白芍药酒炒　熟地黄　桃仁去皮尖　红

① 紧：原作“噤”。系音近之误，故改。

花酒洗 竹沥 姜汁

丹溪曰：半身不遂，在左者，属瘀血，以此方主之。

芎、归、芍、地，生血药也，新血生，则瘀血滑而易去；桃仁、红花，消瘀药也，瘀血去，则新血清而易生。然亦加夫竹沥、姜汁者，以痰之为物，靡所不之，盖无分于左右而为患也。

八味顺气散

白术炒 白茯苓 青皮去瓤，炒 白芷 陈皮去白 台乌药 人参各一钱 甘草五分

中风，正气虚，痰涎壅盛者，宜此方主之。

人参、白术、茯苓、甘草，四君子汤也。经曰：邪之所凑，其气必虚，故用四君子以补气。治痰之法，利气为先，故用青皮、白芷、台乌、陈皮以顺气，气顺则痰行，而无壅塞之患矣。此标本兼施之治也。

乌药顺气散

麻黄去节 陈皮去白 乌药各一钱 枳壳去瓤，麸炒二两 炙甘草 白芷 桔梗各一两 川芎洗去土 白僵蚕炒 干姜炒黑，半两

中风，遍身麻痹，语言蹇涩，口眼㖞斜，喉中气急有痰者，此方主之。

遍身麻痹，表气不顺也，故治以麻黄、川芎；语言蹇涩，里气不顺也，故治以乌药、陈、枳；口眼㖞斜，面部之气不顺也，故治以白芷、僵蚕；喉中气急，甘草可缓；肺气上逆，桔梗可下；痰之为物，塞则结滞，热则流行，佐以干姜，行其滞也。此治标之剂也，然必邪实初病之人，方可用之；若气虚病久者，则勿之与也，宜以补剂兼之。

牵 正 散

白附子　白僵蚕　全蝎并生用，为末，每服酒调下二钱

中风，口眼㖞斜，无他证者，此方主之。

艽、防之属，可以驱外来之风，而内生之风，非其治也；星、夏之辈，足以治湿土之痰，而虚风之痰，非其治也。斯三物者，疗内生之风，治虚热之痰，得酒引之，能入经而正口眼。又曰：白附之辛，可使驱风；蚕、蝎之咸，可使软痰；辛中有热，可使从风；蚕、蝎有毒，可使破结。医之用药，有用其热以攻热，用其毒以攻毒者，《大易》所谓同气相求，《内经》所谓衰之以属也。

星 香 汤

牛胆南星八钱　木香一钱

中风，体肥痰盛，口不渴者，此方主之。

南星，燥痰之品也。曰体肥，曰痰盛，曰不渴，则宜燥也可知矣，故以南星主之。而必入于牛胆者，制其燥也。佐以木香者，利痰气也。

省 风 汤

防风去芦　半夏姜制各一钱　全蝎二钱　胆南星　炙甘草　生白附　生川乌　木香不见火，各五分

中风，口眼㖞僻，痰涎壅盛者，此方主之。

风涌其痰，干于面部，则口眼㖞僻；塞于胸中，则痰涎壅盛。是方也，防风、白附、全蝎、川乌，可以活经络之风痰而正口眼；南星、半夏、甘草、木香，可以疗胸次之风痰而开壅塞。方名曰省风者，省减其风之谓也。

改 容 膏

蓖麻子一两　真冰片三分

共捣为膏。寒月加干姜、附子各一钱。

中风，口眼㖞僻在左，以此膏傅其右；㖞僻在右，以此膏傅其左。今日傅之，明日改正，故曰改容。或以蜣螂、冰片傅之，或以鳝血、冰片傅之，皆良。盖此三物者，皆引风拔毒之品也，佐以冰片，取其利气而善走窍；佐以姜、附，取其温热而利严寒，此惟冬月加之，他时弗用也。

小续命汤

麻黄去节　人参去芦　黄芩酒炒　芍药酒炒　川芎　炙甘草　杏仁去皮，炒　防己去皮　桂枝净洗　防风去芦，各一钱　附子炮，去皮脐，五分

古人以此方混治中风，未详其证。昆谓麻黄、杏仁，麻黄汤也，仲景以之治太阳证之伤寒；桂枝、芍药，桂枝汤也，仲景以之治太阳证之中风。如此言之，则中风而有头疼、身热、脊强者，皆在所必用也。人参、甘草，四君子之二也，《局方》用之以补气；芍药、川芎，四物汤之二也，《局方》用之以养血。如此言之，则中风而有气虚、血虚者，皆在所必用也。风淫末疾，故佐以防风；湿淫腹疾，故佐以防己；阴淫寒疾，故佐以附子；阳淫热疾，故佐以黄芩。盖病不单来，杂揉而至，故其用药，亦兼该也。

热者，去附子，用白附子；筋急语迟、脉弦者，倍人参，加薏苡、当归，去黄芩、芍药以避中寒；烦躁、不大便，去附、桂，倍加芍药、竹沥；日久大便不行、胸中不快，加枳壳、大黄；语言蹇涩，手足颤掉，加石菖蒲、竹沥；口渴，加麦门冬、瓜蒌、天花粉；身疼、发搐，加羌活；烦渴、多惊，加犀角、羚羊角；汗多，去麻黄；舌燥，加石膏，去附、桂。

大秦艽汤

秦艽去芦 石膏生用 当归酒洗 芍药酒炒 羌活去芦 防风去芦 黄芩酒炒 生苄[①]洗去土 熟苄 甘草炙 川芎洗 白术酒炒 白芷 茯苓去皮 独活各一钱 北细辛去土，五分

中风，手足不能运动，舌强不能言语，风邪散见不拘一经者，此方主之。

中风，虚邪也。许学士云：留而不去，其病则实，故用驱风养血之剂兼而治之。用秦艽为君者，以其主宰一身之风，石膏所以去胃中总司之火，羌活去太阳百节之风疼，防风为诸风药中之军卒。三阳数变之风邪，责之细辛；三阴内淫之风湿，责之苓、术。去厥阴经之风，则有川芎；去阳明经之风，则有白芷。风热干乎气，清以黄芩；风热干乎血，凉以生苄。独活疗风湿在足少阴，甘草缓风邪上逆于肺。乃当归、芍药、熟苄者，所以养血于疏风之后，一以济风药之燥，一使手得血而能握，足得血而能步也。

三 化 汤

厚朴姜汤炒 大黄酒浸 枳实麸炒 羌活等分

中风，二便数日不利，邪气内实者，以此方微利之。

大黄、厚朴、枳实，小承气汤也。上焦满，治以厚朴；中焦满，破以枳实；下焦实，夺以大黄；用羌活者，不忘乎风也。服后二便微利，则三焦之气无所阻塞，而复其传化之职矣，故曰三化。此方惟实者可用，虚者勿妄与之；若实者不用，则又失乎通达之权，是当大寇而亡九伐之法矣，非安内之道也。

---

① 苄（hù 户）：即地黄。

泻青丸

龙胆草　川芎　栀子炒黑　当归酒洗　大黄酒蒸　羌活　防风等分

中风，发热，不能安卧者，此方主之。

肝主风，少阳胆则其腑也。少阳之经行乎两胁，风热相干，故不能安卧。此方名曰泻青，泻肝胆也。龙胆草味苦而厚，故入厥阴而泻肝；少阳火实者，头角必痛，故佐以川芎；少阳火郁者，必生烦躁，故佐以栀子；肝者将军之官，风淫火炽，势不容易以治，故又夺以大黄。用当归者，培养乎血，而不使其为风热所燥也。复用乎羌活、防风者，二物皆升散之品，此火郁发之、木郁达之之意。乃上下分消其风热，皆所以泻之也。

活络丹

胆南星　川乌炮，去皮脐　草乌炮，去皮，各六两　地龙去土，火干　乳香去油　没药各二两二钱

中风，手足不用，日久不愈者，经络中有湿痰死血，此方主之。

南星之辛烈，所以燥湿痰；二乌之辛热，所以散寒湿。地龙，即蚯蚓也，湿土所生，用之者何？《易》曰：方以类聚。欲其引星、乌直达湿痰所聚之处，所谓同气相求也。亦《内经》佐以所利，和以所宜之意。风邪注于肢节，久久则血脉凝聚不行，故用乳香、没药以消瘀血。

蠲痹汤

黄芪蜜炙　防风去芦　羌活　赤芍药酒炒　姜黄炒　当归酒洗，各二钱五分　甘草炙，五分

中风，表虚，手足顽痹者，此方主之。

《内经》曰：荣气虚则不仁，卫气虚则不用，故用黄芪以实表气。然黄芪与防风相畏，用之者何？洁古云：黄芪得防风而功愈速，故并用之，欲其相畏而相使耳。羌活驱散风邪，得当归不至燥血；姜黄能攻痹血，得赤芍足以和肝；复用甘草调之，取其味平也。

防风通圣散

防风 川芎 当归 芍药炒 麻黄去节 大黄蒸 芒硝 连翘 薄荷 栀子炒黑 桔梗 石膏生 黄芩炒 白术炒 荆芥穗 滑石 甘草

风热壅盛，表里三焦皆实者，此方主之。

防风、麻黄，解表药也，风热之在皮肤者，得之由汗而泄；荆芥、薄荷，清上药也，风热之在巅顶者，得之由鼻而泄；大黄、芒硝，通利药也，风热之在肠胃者，得之由后而泄；滑石、栀子，水道药也，风热之在决渎者，得之由溺而泄。风淫于膈，肺胃受邪，石膏、桔梗，清肺胃也，而连翘、黄芩，又所以祛诸经之游火；风之为患，肝木主之，川芎、归、芍，和肝血也，而甘草、白术，又所以和胃气而健脾。刘守真氏长于治火，此方之旨，详且悉哉！

史国公药酒方

防风去芦 秦艽去芦 油松节 虎胫骨酥炙 鳖甲醋炙 白术各二两，炒 羌活 萆薢 晚蚕沙炒 当归酒洗，去土 川牛膝去芦 杜仲去皮，姜炒，各三两 苍耳子四两 枸杞子五两 干茄根八两，去土

中风之久，语言蹇涩，半身不遂，手足拘挛，不堪行步，痿痹不仁者，此方神良。

语言蹇涩，风在舌本也；半身不遂，邪并于虚也；手足拘挛，风燥其筋也；不堪行步，风燥而血不濡也；痿痹不仁，风而湿也。是方也，干茄根、苍耳子、羌活、秦艽、防风、松节、萆薢、蚕

沙，可以去风，亦可以去湿，风去则蹇涩、拘挛之证除，湿去则不遂、不仁之患愈；当归、牛膝、杜仲、枸杞，所以养血，亦所以润燥，养血则手得血而能摄，足得血而能步，润燥则筋得血而能舒矣。若虎骨者，用之以驱入骨之风；白术者，用之以致冲和之气，风痹之久，血必留居，鳖甲之用，所以治风邪之固血也。

豨 莶 丸

豨莶草不拘多少　此草处处有之，其叶似苍耳，对节而生，用五月五日，七月七日，九月九日，采来晒干，铺入甑中，用好酒层层匀洒，蒸之复晒，如此九次，为末，炼蜜为丸，如梧桐子大。每服五十丸，空心无灰酒下。

病人骨节疼痛，缓弱无力，此方主之良。

骨节疼痛，壅疾也，壅者喜通。此物味辛苦而气寒，用九蒸九晒，则苦寒之浊味皆去，而气轻清矣。《本草》云：轻可以去实，盖轻清则无窍不入，故能透骨驱风，劲健筋骨。若未之九蒸九晒，或蒸晒之数不满于九，浊味犹存，阴体尚在，则不能透骨驱风而却病也。此阴阳清浊之义，惟明者求之。唐江陵节度使成讷进豨莶丸，知益州张咏进豨莶丸，事考并见痛风门。

伤寒门第二

叙曰：仲景伤寒方，群方之祖也，自晋唐而降，历朝医哲，罔不宗之。初学之士，能究其方，识其证，虽施之杂疗，不可胜用，岂徒曰伤寒云尔哉！今取其方七十五首，考之如下，有活人之志者，幸教我焉！

桂 枝 汤

桂枝三两，洗净　芍药三两，炒　甘草二两，生　生姜三两　生枣

十二枚，擘

头痛发热，汗出恶风，脉缓者，太阳中风也，此汤主之。

风之伤人也，头先受之，故令头痛；风在表则表实，故令发热；风为阳，气亦为阳，同类相从，则伤卫外之气，卫伤则无以固卫津液，故令汗出；其恶风者，卫气不能卫也；其脉缓者，卫气不能鼓也。上件皆太阳证，故曰太阳中风。桂枝味辛甘，辛则能解肌，甘则能实表，经曰：辛甘发散为阳，故用之以治风；然恐其走泄阴气，故用芍药之酸以收之；佐以甘草、生姜、大枣，此发表而兼和里之意。是方也，惟表邪可以用之，若阳邪去表入里，里作燥渴，二便秘结，此宜承气之时也，而误用之则反矣。论曰：桂枝下咽，阳盛则毙，盖谓阳邪去表入里故也。又曰：桂枝本为解肌，若其人脉浮紧，发热汗不出者，不可与也，盖以与之则表益实，而汗益难出耳！故申之以常须识此，勿令误也。

麻 黄 汤

麻黄去节，三两　桂枝洗净，二两　杏仁去皮尖，七十枚　甘草一两，生

太阳伤寒，头痛发热，身疼腰痛，骨节不利，恶寒无汗而喘，脉来尺寸俱紧者，麻黄汤主之。

足太阳经，起目内眦，循头背腰腘，故所过疼痛不利；寒邪外束，人身之阳不得宣越，故令发热；寒邪在表，不复任寒，故令恶寒；寒主闭藏，故令无汗；人身之阳，既不得宣越于外，则必壅塞于内，故令作喘；寒气刚劲，故令脉紧。麻黄之形，中空而虚；麻黄之味，辛温而薄。空则能通腠理，辛则能散寒邪，故令为君。佐以桂枝，取其解肌；佐以杏仁，取其利气；入甘草者，亦辛甘发散之谓。抑太阳无汗，麻黄之用固矣，若不斟酌人品之虚实，时令之寒暄，则又有汗多亡阳之戒。汗多者宜扑粉，亡阳者宜附子汤。

葛根汤

葛根四两　麻黄去节，三两　桂枝洗净，二两　芍药二两，炒　甘草二两，生　生姜三两　大枣十二枚

太阳病，项背强，无汗恶风者，名曰刚痓，此方主之。

风寒伤经络之经，则所过但痛而已，未至于强；风寒伤筋骨之筋，则所过筋急强直而成痓。痓，痓字之误也。曰刚痓者，无汗之名也。本草云：轻可去实。葛根、麻黄，形气之轻者也，此以风寒表实，故加二物于桂枝汤中。又，太阳与阳明合病，必自下利。下利，里证也，今之庸医皆曰漏底伤寒，不治，仲景则以此方主之。盖以邪气并于阳，则阳实而阴虚，阴虚故下利也，与此汤以散经中表邪，则阳不实而阴气平，利不治而自止也。斯妙也，惟明者知之。

小青龙汤

麻黄三两，去节　桂枝三两，洗净　芍药三两，炒　五味子半斤，炒　半夏半升，泡　北细辛去土　甘草生　干姜各三两

伤寒表不解，心下有水气，干呕，或咳，或噎，或喘，小青龙汤主之。

表不解者，头痛、发热、身疼尚在也。伤寒曾渴，饮水过多，故心下有水气；有声无物，谓之干呕，名曰水气，则有形之水已散，但无形之气仍在耳，故无物可吐而但有声。或咳，或噎，或喘，皆水寒射肺故也。青龙者，东方木神，主发育万物，二方以发散为义，故名之。麻黄、桂枝、甘草，发表邪也；半夏、细辛、干姜，散水气也；芍药所以和阴血，五味所以收肺气。

大青龙汤

麻黄六两，去节　杏仁四十枚，去皮尖　桂枝净洗　甘草生，各二两

生姜三两　大枣十二枚　石膏如鸡子大一块

伤寒太阳证，见风脉者，此方主之。

仲景法：太阳伤寒，治以麻黄汤；太阳中风，治以桂枝汤。今伤寒太阳证见风脉，是有头痛、身热、无汗、恶寒，但脉来不紧而缓，为伤寒且中风矣，故二方并而用之。风寒外盛，则人身之阳郁为内热，此石膏之所加也。名曰大青龙，其发表之尤者乎！而亡阳之戒，筋惕肉瞤之弊，则用青龙之过者也。有此者，急以大温大补之剂主之，又仲景救弊之方也。

升麻葛根汤

升麻　葛根　芍药炒　甘草等分

伤寒，目痛鼻干，不眠，无汗，恶寒发热者，阳明经证也，此方主之。

足阳明之脉，抵目挟鼻，故目痛鼻干。其不能眠者，阳明之经属于胃，胃受邪则不能安卧，此其受邪之初，犹未及乎狂也。无汗、恶寒、发热者，表有寒邪也。药之为性，辛者可使达表，轻者可使去实。升麻、葛根，辛轻者也，故用之达表而去实。寒邪之伤人也，气血为之壅滞，佐以芍药，用和血也；佐以甘草，用调气也。

白虎汤

石膏一斤，捶，不见铁　知母去浮皮，六两　甘草二两　粳米六合

伤寒，传入于胃，不恶寒，反恶热，有汗作渴，脉大而长者，此方主之。

传入于胃，邪入里矣。表无其邪，故不恶寒；里有实热，故反恶热；热越故有汗；里燥故作渴；邪盛故脉大；邪在阳明故脉长。白虎，西方金神也。五行之理，将来者进，功成者退，如秋金之令行，则夏火之炎息。此方名曰白虎，所以行清肃之令而除

热也。石膏大寒，用之以清胃；知母味厚，用之以生津；大寒之性行，恐伤胃气，故用甘草、粳米以养胃。是方也，惟伤寒内有实热者可用之。若血虚身热，证像白虎，误服白虎者死无救，又东垣之所以垂戒矣。

小柴胡汤

柴胡半斤，去芦　黄芩三两　人参三两，去芦　甘草三两　半夏半升，制　生姜三两　大枣十二枚

伤寒，寒热往来，胁痛，口苦，脉弦者，此邪在少阳经，半表半里之证也，本方主之。

邪在表则恶寒，邪在里则发热，邪在半表半里则恶寒且热，故令寒热往来。少阳之脉行于两胁，故令胁痛；其经属于胆，胆汁上溢故口苦。胆者，肝之腑，在五行为木，有垂枝之象，故脉弦。柴胡性辛温，辛者金之味，故用之以平木，温者春之气，故就之以入少阳。黄芩质枯而味苦，枯则能浮，苦则能降，君以柴胡，则入少阳矣。然邪之伤人，常乘其虚，用人参、甘草者，欲中气不虚，邪不得复传入里耳。是以中气不虚之人，虽有柴胡证俱，而人参在可去也。邪初入里，里气逆而烦呕，故用半夏之辛以除呕逆。邪半在表，则荣卫争，故用姜、枣之辛甘以和荣卫。

仲景云：胸中烦而不呕，去半夏、人参，加栝蒌实一枚；若渴者，去半夏，更加人参一两五钱、栝蒌根四两；若腹中痛者，去黄芩，加芍药三两；若胁下痞硬，去大枣，加牡蛎四两；若心下悸，小便不利者，去黄芩，加茯苓四两；若不渴，外有微热者，去人参，加桂枝三两，温覆取微汗；若咳者，去人参、大枣、生姜，加五味子半斤、干姜二两。以上加减法，皆去其所弊，加其所宜，兹惟明者求之，不复赘也。

大柴胡汤

柴胡半斤，去节　黄芩三两，炒　芍药三两，炒　半夏半升，泡七次　生姜五两　枳实四两，面煨　大黄二两，酒浸　大枣十二枚

伤寒，阳邪入里，表证未除，里证又急者，此方主之。

表证未除者，寒热往来、胁痛、口苦尚在也；里证又急者，大便难而燥实也。表证未除，故用柴胡、黄芩以解表；里证燥实，故用大黄、枳实以攻里。芍药能和少阳，半夏能治呕逆，大枣、生姜，又所以调中而和荣卫也。

调胃承气汤

大黄四两，酒浸　芒硝半升　甘草二两

伤寒，阳明证俱，大便秘，谵语，脉实者，此方主之。

阳明证俱者，不恶寒、反恶热、作渴是也。传至阳明，则热经数日矣。热久则五液干涸，故大便秘；液亡则无水以制火，故谵语。谵语者，呢喃而语，妄见妄言也。邪入于里，故脉实。大黄苦寒，可以荡实；芒硝咸寒，可以润燥；甘草甘平，可以和中。此药行，则胃中调而里气承顺，故曰调胃承气。然犹有戒焉，表证未去而早下之，则有结胸、痞气之患，此大、小陷胸汤之所以作也。夫人恶可以不慎乎！

小承气汤

大黄四两，酒浸　厚朴二两，炒　枳实三枚，麸炒

伤寒，腹胀满，潮热，狂言而喘者，此方主之。

邪在上焦则作满，邪在中焦则作胀，胃中实则作潮热。曰潮热者，犹潮水之潮，其来不失时也。阳乘于心则狂，热干胃口则喘。枳、朴去上焦之痞满，大黄荡胃中之实热。此其里证虽成，病未危急，痞、满、燥、实、坚犹未全俱，以是方主之，则气亦

顺矣，故曰小承气。

大承气汤

大黄四两，酒浸　厚朴半升，姜汤炒　枳实五枚，麸炒　芒硝三合

伤寒，阳邪入里，痞、满、燥、实、坚全俱者，急以此方主之。

调胃承气汤不用枳、朴者，以其不作痞、满，用之恐伤上焦虚无氤氲之元气也。小承气汤不用芒硝者，以其实而未坚，用之恐伤下焦血分之真阴，谓不伐其根也。此则上、中、下三焦皆病，痞、满、燥、实、坚皆全，故主此方以治之。厚朴苦温以去痞，枳实苦寒以泄满，芒硝咸寒以润燥软坚，大黄苦寒以泄实去热。虽然，仲景言急下之证，亦有数条。如少阴属肾水，病则口燥舌干而渴，乃热邪内炎，肾水将绝，宜急下之，以救将绝之水。又如腹胀不大便，土胜水也，宜急下之；阳明属土，汗出热盛，急下以存津液；腹满痛者，为土实，急当下之；热病，目不明，热不已者死，此肾水将竭，不能照物，则已危矣，须急下之。此皆大承气证也。若病未危急而早下之，或虽危急而下药过之，则又有寒中之患。寒中者，急温之，宜与理中汤。

桃仁承气汤

桃仁五十枚，去皮尖　桂枝二两，洗净，妊娠用炒　大黄四两，酒浸　芒硝二两　甘草二两

伤寒，外证已解，小腹急，大便黑，小便利，其人如狂者，有畜血也，此方主之。

无头痛、发热恶寒者，为外证已解。小腹急者，邪在下焦也；大便黑者，瘀血渍之也；小便利者，血病而气不病也。上焦主阳，下焦主阴。阳邪居上焦者，名曰重阳，重阳则狂。今瘀热客于下焦，下焦不行，则干上部清阳之分，而天君弗宁矣，故其

证如狂。桃仁，润物也，能泽肠而滑血；大黄，行药也，能推陈而致新；芒硝，咸物也，能软坚而润燥；甘草，平剂也，能调胃而和中；桂枝，辛物也，能利血而行滞。又曰：血寒则止，血热则行。桂枝之辛热，君以桃仁、硝、黄，则入血而助下行之性矣，斯其制方之意乎！

小陷胸汤

黄连一两，去毛　半夏泡七次，半升　栝蒌实一枚，去皮

伤寒，下之早，热结胸中，按之则痛者，小结胸也，此方主之。

三阳经表证未去而早下之，则表邪乘虚而入，故结胸。结胸者，阳邪固结于胸中，不能解散，为硬为痛也；按之则痛者，不按犹未痛也，故用小陷胸汤。黄连能泻胸中之热，半夏能散胸中之结，栝蒌能下胸中之气。然必下后方有是证，若未经下后，则不曰结胸。

大陷胸汤

大黄六两，酒浸　芒硝一升　甘遂一钱

伤寒，下之早，从心下至少腹硬满而痛不可近者，大结胸也，此方主之。

三阳经表证未解，而用承气汤以攻里者，此下之早也。下之早则里虚，里虚则表邪乘之而入，三焦皆实，故心下至少腹硬满而痛不可近也。此其为证危急，寻常药饵不能平矣，故用大黄以荡实，硝石以软坚，甘遂以直达。噫！人称三物之峻矣，抑孰称其有起死之功乎？用人之勇去其怒，惟善将将者能之。

半夏泻心汤即甘草泻心汤

半夏半升，制　黄芩炒　干姜　人参去芦　甘草各三两　黄连一

两，去毛　大枣十三枚

伤寒下之早，胸满而不痛者为痞，此方主之。

伤寒自表入里，传至三阴，三阴亦有在经表证。如太阴有桂枝加芍药汤，少阴有麻黄附子细辛汤，厥阴有当归四逆汤之类。若不治其表，而用承气汤下之，则伤中气，而阴经之邪乘之矣。以既伤之中气而邪乘之，则不能升清降浊，痞塞于中，如天地不交而成否，故曰痞。泻心者，泻心下之邪也。姜、夏之辛，所以散痞气；芩、连之苦，所以泻痞热；已下之后，脾气必虚，人参、甘草、大枣，所以补脾之虚。

附子泻心汤

附子去皮脐，一枚　大黄酒浸　黄连去毛，炒　黄芩炒，各一两

伤寒心下痞，汗出恶寒者，此方主之。

心下痞，故用三黄以泻痞；恶寒，汗出，故用附子以回阳。无三黄，则不能以去痞热；无附子，恐三黄益损其阳。热有附子，寒有三黄，寒热并用，斯为有制之兵矣，张机氏谓医家之善将将者也。俗医用寒则不用热，用热则不用寒，何以异于胶柱而鼓瑟乎？

生姜泻心汤

生姜四两　甘草炙　人参去芦　黄芩炒，各三两　半夏半升，制　黄连去毛　干姜各一两　大枣十二枚

伤寒中风，医反下之，其人下利日数十行，谷不化，腹中雷鸣，心下痞硬而满，干呕，心烦不得安者，此方主之。

病在表而反下之，则逆矣。下而虚其中气，则表邪乘之而入，虚不任邪，故下利日数十行，今人谓之挟热利也。火性急速，谷虽入而未及化，故谷不化；虚阳奔迫，故令腹中雷鸣；中虚不能化气，故令痞硬而满；胃虚客气上逆，故令干呕、心烦不

得安。人参、甘草、大枣，胃虚之圣药也；生姜、半夏、干姜，呕逆之圣药也；黄连、黄芩，痞热之圣药也。

十枣汤

芫花熬　甘遂　大戟各五分　大枣十枚

伤寒表证已去，其人漐漐汗出，心下痞硬，胁痛，干呕，短气者，此邪热内畜而有伏饮也，本方主之。

芫花之辛能散饮，戟、遂之苦能泄水。又曰：甘遂能直达水饮所结之处。三物皆峻利，故用大枣以益土，此戎衣之后而发巨桥之意也。是方也，惟壮实者能用之，虚羸之人，未可轻与也。

三物白散

桔梗　贝母各三分　巴豆一钱，炒黑

伤寒寒实结胸，无热证者，此方主之。

此证或由表解里热之时过食冷物，故令寒实结胸，然必无热证者为是。桔梗、贝母之苦，用之以下气；巴豆之辛，用之以去实。又曰：病在膈上则吐，病在膈下则利，此桔、贝主上，巴豆主下之意。服后不行者，益以温汤；行之过多者，止以凉粥。

大陷胸丸

大黄酒浸，半斤　葶苈炒　杏仁去皮尖　芒硝各半升　甘遂一钱　白蜜二合，为丸

顿服之，一宿乃下。不下者，更服之。

伤寒结胸项强，如柔痉状，此方下之则和。

结胸项强者，胸满硬痛，能仰而不能俯也。有汗项强为柔痉。此虽有汗，其项强乃胸中满实而不能俯，非是中风痉急，故曰如柔痉。不用汤液而用丸剂，何也？汤主荡涤，前用大陷胸汤者，以其从心下至少腹皆硬痛，三焦皆实，故用汤以荡之。此惟

上焦满实，用汤液恐伤中、下二焦之阴，故用丸剂以攻之。大黄、芒硝之苦寒，所以下热；葶苈、杏仁之苦甘，所以泄满；甘遂取其直达；白蜜取其润利。

抵当汤丸

水蛭三十枚，炒褐色　虻虫去翅足，炒，三十枚　桃仁三十枚，去皮尖　大黄三两，酒浸

伤寒不结胸，发狂，少腹硬满，小便自利，脉沉结者，以太阳随经，瘀热在里，而有瘀血也，此方主之。

宜结胸而不结胸,故曰不结胸;瘀热内实,故令发狂,发狂则重于桃仁承气如狂矣。少腹硬满者,下焦实也;小便利者,血病而气不病也;病深入里,故脉沉;内有积瘀,故脉结。脉行肌下谓之沉,迟时一止谓之结。自经而言,则曰太阳;自腑而言,则曰膀胱。阳邪由经而入,结于膀胱,故曰随经。瘀热在里,热结血燥,是瘀血也。经曰:苦走血,咸胜血。虻虫、水蛭之咸苦,所以除畜血;滑能利肠,苦能泻热,桃仁、大黄之苦滑,所以利血热。

栀子豉汤

栀子十四枚，炒　香豉四合

伤寒汗吐下后，虚烦不得眠，心中懊侬者，此方主之。

汗吐下之后，正气不足，邪气乘虚而结于胸中，故烦热懊侬。烦热者，烦扰而热；懊侬者，懊恼侬闷也。栀子味苦，能涌吐热邪；香豉气腐，能克制热势，所谓苦胜热，腐胜焦也。是方也，惟吐无形之虚烦则可，若用之以去实，则非栀子所能宣矣。宣实者，以后方瓜蒂散主之。

瓜蒂散

苦瓜蒂略炒　赤小豆各五分

伤寒，胸中多痰，头痛者，此方吐之。

胸中多痰，便是实证，与虚烦不同。痰热交淫，故令头痛。经曰：苦能涌泄。瓜蒂，苦物也，故用之在上则涌胸中实痰。陶隐君曰：燥可去湿，赤小豆之属是也。此用之为佐，亦是燥其湿痰之意。是方也，吐痰诚为快利，诸亡血虚象，则又在所禁矣。盖血亡而复用吐，则气亦去；虚象而复用吐，则损其阴。

文 蛤 散

文蛤为末，方寸匕

病在阳，反噀以水，热攻于内，寒更益坚，欲饮水而不渴者，此方主之。

不当与水而与饮之，故曰反噀以水。热虽攻于内，因水寒不散，故欲饮而不渴，此其有停水可知矣，故用文蛤之咸以润下而破水。

五 苓 散

茯苓　猪苓　白术各十八铢　泽泻一两六铢　桂半两

伤寒小便不利而渴者，此方主之。

水道为热所秘，故令小便不利；小便不利，则不能运化津液，故令渴；水无当于五味，故用淡以治水。茯苓、猪苓、泽泻、白术，虽有或润或燥之殊，然其为淡则一也，故均足以利水。桂性辛热，辛热则能化气。经曰：膀胱者，州都之官，津液藏焉，气化则能出矣。此用桂之意也。桂有化气之功，故并称曰五苓。浊阴既出下窍，则清阳自出上窍，又热随溺而泄，则渴不治可以自除。虽然，小便不利亦有因汗下之后内亡津液而致者，不可强以五苓散利之，强利之则重亡津液，益亏其阴，故曰大下之后复发汗，小便不利者，亡津液故也，勿治之，得小便利必自愈。师又曰：太阳随经之邪，直达膀胱，小便不利，其人如狂者，此太阳之邪不传他经，自入其腑也。五苓散主之，亦是使阳邪由溺而泄耳！互考见霍乱门。

猪 苓 汤

猪苓　茯苓　泽泻　滑石各三钱　阿胶蚌粉炒，一钱

伤寒少阴下利而主此方者，分其小便而下利自止也。伤寒渴欲饮水，小便不利，而主此方者，导其阳邪由溺而泄，则津液运化，而渴自愈也。又曰：猪苓质枯，轻清之象也，能渗上焦之湿；茯苓味甘，中宫之性也，能渗中焦之湿；泽泻味咸，润下之性也，能渗下焦之湿；滑石性寒，清肃之令也，能渗湿中之热；四物皆渗利，则又有下多亡阴之惧，故用阿胶佐之，以存津液于决渎尔。

茵陈蒿汤

茵陈蒿半两　栀子四枚炒　大黄三钱，酒浸

伤寒，头汗出，渴饮水浆，小便不利者，身必发黄，此方主之。

头汗出者，只是头有汗，跻颈而还皆无汗也。内有实热，故渴饮水浆；升降不交，故小便不利；湿热郁于中而不得越，故必发黄。经曰：大热之气，寒以取之，故用茵陈；苦入心而寒胜热，故用栀子；推除邪热，必假将军，故用大黄。又曰：茵陈、栀子能导湿热由小便而出，故用之。

甘 桔 汤

桔梗一两　甘草二两

少阴病，咽痛者，此方主之。

口燥舌干而渴，脉来沉者，少阴病也。少阴之脉，循喉咙，挟舌本，病故咽痛。甘草缓邪热而兼发散，桔梗下膈热而治咽喉。

小建中汤

桂　甘草　生姜各三两　芍药六两，炒　胶饴一升　大枣十二枚

伤寒，腹中急痛者，此方主之。

腹中急痛，则阴阳乖于中，而脾气不建矣，故立建中汤。桂肉与桂枝不同，枝则味薄，故用之以解肌；肉则味厚，故用之以建里。芍药之酸，收阴气而健脾；生姜之辛，散寒邪而辅正。经曰：脾欲缓，急食甘以缓之，故用甘草、大枣、胶饴以缓急痛。又曰：呕家不可用建中，为其甘也。则夫腹痛而兼呕者，又非建中所宜矣。

黄芪建中汤

黄芪　桂各一钱半　白芍药三钱　甘草一钱

伤寒汗后身痛，脉迟弱者，此方主之。

汗后身痛者，此由汗多耗损阴气，不能荣养筋骨，故令身痛。阳虚，故令脉迟；汗后，故令脉弱。黄芪、甘草之甘，补中气也。然桂中有辛，同用之足以益卫气而实表；芍药之酸，收阴气也，桂中有热，同用之足以利荣血而补虚。此方以建中名者，建立中气，使其生育荣卫，通行津液，则表不虚而身痛自愈矣。

黄芩汤

黄芩三两，炒　甘草二两　芍药二两，炒　大枣十二枚

太阳与少阳合病，必自下利者，此方主之。

太阳与少阳合病者，有太阳证头痛、身热、脊强，而又有少阳证耳聋、胁痛、寒热往来、呕而口苦也。必自下利者，表实里虚，邪热渐攻于里故也。若太阳与阳明合病自下利，为在表，当与葛根汤发汗；阳明、少阳合病自下利，为在里，可与承气汤下之；此太阳、少阳合病自下利，为在半表半里，非汗下所宜，故

与黄芩汤。师曰：虚而不实者，苦以坚之，酸以收之，故用黄芩、芍药以坚敛肠胃；弱而不实者，甘以补之，故用甘草、大枣以补益肠胃。其有加半夏者，为其呕也。

黄连汤

黄连去毛，炒　干姜炒　桂枝炒　甘草各三两　人参二两　半夏半升　大枣十二枚

伤寒胸中有热而欲呕，胃中有寒而作痛者，与此汤以升降阴阳。

黄连之苦，以泄上热而降阳；姜、桂、半夏之辛，以散中寒而升阴；人参、甘草、大枣之甘，可缓中急而益胃。是方也，以黄连之寒，佐以姜、桂之辛，则寒者不滞；以姜、桂之热，君以黄连之苦，则热者不燥。寒热之相用，犹奇正之相倚耳！况夫人参、甘草之益胃，又所以宰中而建招摇矣乎。

炙甘草汤

甘草四两，炙　桂枝炒　生姜各三两　生地黄一斤　人参　阿胶各二两　麦门冬　麻仁各半升　大枣十二枚

伤寒脉结代，心动悸者，此方主之。

结与代，皆止脉也，此由气血虚衰，真气不能相续，故有此脉。心动悸者，动而不自安也，亦由真气内虚所致。补虚可以去弱，故用人参、甘草、大枣；温可以生阳，故用生姜、桂枝；润可以滋阴，故用阿胶、麻仁；而生地、麦冬者，又所以清心而宁悸也。

茯苓甘草汤

茯苓去皮　桂枝炒，各一两　生姜三两　甘草一两

伤寒水气乘心，心动悸者，此方主之。

水气乘心而悸者，以水者心火之所畏也，故乘之则为动悸，此饮水过多之所致也。淡可以渗水，故用茯苓；辛可以散饮，故用姜、桂；益土可以制水，故用甘草。又曰：饮之为悸，甚于他邪，虽有余邪，必先治悸。盖以水停心下，不早治之，浸于肺则为喘为咳，传于胃则为哕为噎，溢于皮肤则为肿，渍于肠间则为利下故也。经曰：厥而心下悸，宜先治水，后治其厥。厥为邪之深者，犹先治水，则夫病浅于厥者可知矣。

茯苓桂枝甘草大枣汤

茯苓半斤，去皮　桂枝四两，炒　甘草二两　大枣十五枚

甘澜水煎。

伤寒汗后，脐下悸，欲作奔豚者，此方主之。

汗后则心液虚，肾者水脏，欲乘心火之虚而克之，故脐下悸，欲作奔豚而上凌于心也。茯苓甘淡，可以益土而伐肾邪；桂枝辛热，可以益火而平肾气；甘草、大枣之甘，可以益脾，益脾所以制肾也。煎以甘澜水者，扬之无力，取其不助肾气尔。

真 武 汤

茯苓去皮　芍药炒　生姜各三两　白术二两，炒　附子一枚，制

伤寒发汗过多，其人心下悸，头眩身瞤，振振欲擗地者，此方主之。

汗多而心下悸，此心亡津液，肾气欲上而凌心也；头眩身瞤，振振欲擗地者，此汗多亡阳，虚邪内动也。真武，北方之神，司水火者也。今肾气凌心，虚邪内动，有水火奔腾之象，故名此汤以主之。茯苓、白术，补土利水之物也，可以伐肾而疗心悸；生姜、附子，益卫回阳之物也，可以壮火而祛虚邪；芍药之酸，收阴气也，可以和荣而生津液。

理中汤

人参去芦　白术炒　干姜炮　甘草炮

太阴自利不渴，寒多而呕，腹痛，鸭溏，霍乱，此太阴有真寒也，本方主之。

太阴者，脾也。自利渴者为热，不渴者为寒，脾喜温而恶寒，寒多故令呕；寒者，肃杀之气，故令腹痛；鸭溏者，后便如鸭之溏，亦是虚寒所致；霍乱者，邪在中焦，令人上吐下泻，手足挥霍而目了乱也。霍乱有阴阳二证，此则由寒而致故耳。病因于寒，故用干姜之温；邪之所凑，其气必虚，故用人参、白术、甘草之补。

吴茱萸汤

吴茱萸一升，泡过　人参三两，去芦　生姜六两　大枣十二枚

伤寒食谷欲呕者，属阳明也，此汤主之；得汤反剧者，属上焦，此非所宜也。少阴犯真寒，吐利，手足厥冷，烦躁欲死者，此汤主之。厥阴干呕吐沫，头痛者，亦此汤主之。

阳明，胃也，为仓廪之官，主纳水谷，有寒，故令食谷欲呕，吴茱萸汤温之宜矣。若得汤反剧，便非胃中寒，乃是上焦火，宜用凉剂，而吴茱萸非宜矣。少阴犯真寒者，足少阴肾脏中寒，与传来阳证不同也。肾间阴寒盛，则上格乎阳而为吐。经曰：肾主二便。故肾寒则大便不禁而为利。手足得阳而温，受气于内者也；内有阴寒，故令手足厥逆而冷。烦躁者，阴盛格阳，阳气内争，故令阳烦而阴燥，斯其为证亦危矣，故欲死。厥阴者，肝也，寒气内格，故干呕吐沫；厥阴与督脉会于巅，故头痛。吴茱萸辛热而味厚，经曰味为阴，味厚为阴中之阴，故走下焦而温少阴、厥阴；佐以生姜，散其寒也；佐以人参、大枣，补中虚也。虽然，张机氏立是方，以治少阴、厥阴之寒也固矣，不

又曰少阴病吐利烦躁四逆者死乎？厥冷之与四逆，无相违也。临病之工，乌可不慎！

白通汤

葱白四茎　干姜一两，炮　附子一枚，炮

少阴下利者，此方主之。

少阴属肾，水脏也，得天地闭藏之令，主禁固二便，寒邪居之，则病而失其体矣，故下利。葱白，所以通阳气也；姜、附，所以散阴寒也。是方也，能散阴而通阳，故即葱白而名曰白通。

白通加人尿猪胆汁汤

葱白四茎　干姜一两，炮　附子一枚，炮　人尿五合　猪胆汁一合

少阴下利，脉微者，与白通汤。利不止，厥逆无脉，干呕烦者，此方主之。服汤，脉暴出者死，微续者生。

少阴下利脉微，此少阴有真寒也，故与白通汤散阴复阳。若利不止，厥逆无脉，干呕烦者，乃寒盛格拒乎阳，药不能达于少阴，而阳逆乱于上故也。加人尿、猪胆者，取其苦寒与阴同类，可以引姜、附入拒格之寒而调其逆。《内经》曰：必同其气，可使平也。正此之谓。入腹之后，冷体既消，热性便发，病气随去，烦呕皆除，情且不违，而致大益，此奇正相伏之兵也，惟明者知之。其服汤脉暴出者，正气因发泄而脱也，故死；脉微续者，阳气渐复也，故生。

附子汤

附子二枚，炮　茯苓去皮　芍药炒，各三两　人参二两　白术四两，炒

少阴病口中和，背恶寒者，此方主之。少阴病身体痛，手足寒，骨节痛，脉沉者，亦此方主之。

伤寒以阳为主，上件病皆阴胜，几于无阳矣。辛甘皆阳也，故用附、术、参、苓以养阳；辛温之药过多，则恐有偏阳之弊，故又用芍药以扶阴。经曰：火欲实，水当平之。此用芍药之意也。

四逆汤

甘草二两 干姜两半 附子一枚

煎成凉服。

太阴自利不渴，阴证脉沉身痛，与夫厥逆下利，脉不至者，此方皆主之。

论曰：自利不渴属太阴。太阴主水谷，病故自利；内有真寒，故不渴。阴证者，举三阴而言，则又非独太阴矣。病在里，故脉沉。寒则血脉凝涩，故身痛。四肢受气于里，里寒则阳气不能宣布于手足，故四肢厥逆而冷，下利亦是里寒。脉不至者，寒极而脉藏伏也。经曰：寒淫于内，治以甘热。故用甘草、姜、附大热之剂，申发阳气，祛散阴寒，能温经暖肌而回四逆，因以名汤焉。然必凉服者，经曰治寒以热，凉而行之是也。否则戴阳者，反增上燥，耳目口鼻皆血者有矣。药之难用也有如此。

干姜黄连黄芩人参汤

干姜炮 黄连炮 黄芩炮 人参去芦，各三两

伤寒误吐下，寒气内格，食入口即吐者，此方主之。

不当吐下而吐下之，故曰误吐下。如用栀子、瓜蒂之类以吐，又用承气之类以下，其性皆寒，误用之，则损中气。中气既虚且寒，便恶谷气，故食入口即吐。入口即吐者，犹未下咽之谓也。用干姜之辛热，所以散寒；用人参之甘温，所以补虚；复用芩、连之寒苦者，所以假之从寒而通格也。经曰：有假其气，则无禁也，正此之谓。自非深得经旨，胡能通其变耶？

当归四逆汤

当归去土 桂枝 芍药炒，各三两 细辛去土 甘草炙 通草各二两 大枣廿五枚

论曰：伤寒脉滑而厥者，里有热也，白虎汤主之；手足厥寒，脉细欲绝者，当归四逆汤主之。

滑，阳脉也，故其厥为阳厥，乃火极盛，如乾之上九，亢龙有悔之象也，故用白虎。白虎考见前。若手足厥寒，脉细欲绝，则非白虎所宜矣。手足厥寒，则阳气外虚，不温四末；脉细欲绝，则阴血内弱，脉行不利。阳气外虚，故用桂枝、细辛以温其表；阴血内弱，故用当归、芍药以调其里；通草通其阴阳；大枣、甘草和其营卫。是证也，自表入里，虽曰传至厥阴，始终只是阳证，与寒邪直中三阴不同，故不用吴萸、姜、附辈，而用桂枝汤加当归、细辛、通草尔。明者自得之。

当归四逆加吴茱萸生姜汤

当归去土 芍药炒 桂枝各三两 细辛去土 甘草炙 通草各二两 大枣廿五枚 吴茱萸三钱，泡 生姜六钱

论曰：若其人内有久寒者，当归四逆加吴茱萸生姜汤主之。

此承上文言，虽有手足厥寒，脉细欲绝证候，若其人内有久寒，则加吴茱萸、生姜以散久寒而行阳气。曰久寒者，陈久之寒，非时下直中之寒也明矣。

桂枝加芍药汤

桂枝三两，净洗 芍药六两，炒 甘草二两 生姜二两 大枣十二枚

本太阳病，医反下之，因而腹满时痛者，属太阴也，桂枝加芍药汤主之。

表证未罢，而医下之，邪乘里虚，当作结胸，今不作结胸，而作腹满时痛，是属于太阴。里气不和，故腹满时痛耳。时痛者，有时而痛，非大实之痛也，故但与桂枝汤以解表，加芍药以和里。

桂枝加大黄汤

桂枝　芍药　生姜各三两　甘草二两　大枣十二枚　大黄一两

表证未罢，因误下而大实痛者，此方主之。

大凡表证未罢，仍当解表，若误下以虚其里，则余邪乘虚而入，内作大实痛。曰大实痛，则非有时而痛者可例矣，故前方但倍芍药，而此则加大黄。加大黄者，取其苦寒能荡实也。论又曰：太阴为病，脉弱，其人续自便利，设当行大黄、芍药者，宜减之，以其人胃气弱，易动故也。则夫俗医不辨虚实，而执方治病者，皆仲景之罪人矣！

桂枝加附子汤

桂枝　芍药　生姜各三两　大枣十二枚　甘草二两　附子三枚

太阳病发汗，遂漏不止，其人恶风，小便难，四肢微急，难以屈伸者，此方主之。风湿相搏，身体疼烦，不能转侧者，亦此方主之。

发汗遂漏不止，则虚其表而亡阳，阳虚则无以卫外，故其人恶风。小便难者，经虚腑亦虚，而膀胱之气不化，不化则不出，故小便难。汗多，表亡津液，则无以养筋，故四肢微急，难以屈伸。用桂枝汤，所以和在表之营卫；加附子，所以壮在表之元阳。风湿相搏者，风邪与湿邪相搏激也。然何以知之？若风邪为患，必分六经，今身体尽是疼烦，不能转侧，则无六经可辨之证，故知其风湿相搏也。与桂枝汤解在表之风，加附子以温寒湿。

麻黄附子细辛汤

麻黄去节　细辛去土，各二两　附子一枚

少阴病，始得之，反发热，脉沉者，此方主之。

病发于阴者，当无热。今少阴病始得之，何以反发热也？此乃太阳经表里相传之证故耳。盖太阳膀胱经与少阴肾经相为表里，肾经虚则太阳之邪由络直入肾脏。余邪未尽入里，故表有发热；真寒入肾，故里有脉沉。有太阳之表热，故用麻黄以发汗；有少阴之里寒，故用辛、附以温中。

黄连阿胶汤

黄连去毛，炒，四两　黄芩一两，炒　鸡子黄二枚，生用　芍药二两，炒　阿胶蚌粉炒，三两

少阴病，心烦不得卧者，此方主之。

寒邪径中三阴者，名曰阴证，始终只是一经，不复再传。今自三阳经传来，虽至三阴，犹曰阳证。所以有传，有不传者，以阴静阳动也。少阴病者，有舌干口燥、欲寐诸证也。欲寐而不得寐，故曰心烦不得卧也。少阴者，水脏，水为热灼，不足以济火，故心烦。阳有余者，泻之以苦，故用黄芩、黄连之苦；阴不足者，补之以甘，故用鸡黄、阿胶之甘；阴气耗者敛之以酸，故复佐以芍药之酸。

桃花汤

赤石脂一斤　干姜一两　粳米一升

少阴病下利便脓血者，此方主之。

此证自三阳传来者，纯是热证。成无己因其下利而曰协热，因其用干姜而曰里寒。昆谓不然。盖少阴肾水也，主禁固二便，肾水为火所灼，不能济火，火热克伐大肠金，故下利且便脓血。

此方用赤石脂，以其性寒而涩，寒可以济热，涩可以固脱；用干姜者，假其热以从治，犹之白通汤加人尿、猪胆，干姜黄连黄芩人参汤用芩、连，彼假其寒，此假其热，均之假以从治尔。《内经》曰：寒者热之，热者寒之，微者逆之，甚者从之；逆者正治，从者反治，从少从多，观其事也。正此之谓。用粳米者，恐石脂性寒损胃，故用粳米以和之。向使少阴有寒，则干姜一两之寡，岂足以温？而石脂一斤之多，适足以济寒而杀人矣！岂仲景之方乎？噫！以聊摄之明，犹且昧此，则下聊摄者可知矣。

白头翁汤

白头翁　黄柏　黄连　秦皮

伤寒热利下重者，此方主之。

热利者，协热而利；下重者，下利频数而重也。药之为性，寒者能除热，苦者能厚肠。四件皆苦寒，故治热利而疗下重也。

四逆散

甘草炙　枳实麸炒　柴胡去芦　芍药炒

少阴病，四逆者，此方主之。

此阳邪传至少阴，里有结热，则阳气不能交接于四末，故四逆而不温。用枳实，所以破结气而除里热；用柴胡，所以升发真阳而回四逆；甘草和其不调之气；芍药收其失位之阴。是证也，虽曰阳邪在里，甚不可下。盖伤寒以阳为主，四逆有阴进之象，若复用苦寒之药下之，则阳益亏矣，是在所忌。论曰：诸四逆者，不可下之。盖谓此也。

赤石脂禹余粮汤

赤石脂　禹余粮各一斤

伤寒下之利不止，病在下焦者，此方主之。

下之利不止者，下之虚其里，邪热乘其虚，故利；虚而不能禁固，故不止；更无中焦之证，故曰病在下焦。涩可以固脱，故用赤石脂；重可以镇固，故用禹余粮。然惟病在下焦者可以用之。若病在中焦而误与焉，虚者则二物之寒，益坏中气；实者固而涩之，则邪无自而泄，必增腹胀且痛矣。慎之！

旋覆代赭石汤

旋覆花　甘草各三两　代赭石一两　人参二两　半夏半升　生姜五两　大枣十二枚

伤寒发汗，若吐，若下，解后，心下痞硬，噫气不除者，此方主之。

汗、吐、下而解，则中气必虚，虚则浊气不降而上逆，故作痞硬；逆气上干于心，心不受邪，故噫气不除，《内经·宣明五气篇》曰五气所病，心为噫是也。旋覆之咸，能软痞硬而下气；代赭之重，能镇心君而止噫；姜、夏之辛，所以散逆；参、草、大枣之甘，所以补虚。或曰：汗、吐中虚，肺金失令，肝气乘脾而作上逆，逆气干心，心病为噫，此方用代赭石固所以镇心，而亦所以平肝也。亦是究理之论。

葛根黄芩黄连汤

葛根半斤　黄芩炒　甘草各二两　黄连三两

太阳表证，医反下之，利遂不止，表证尚在，喘而汗出者，此方主之。

病在表而下之，则虚其里，阳邪乘虚而入，故协热而利不止；表有头疼，发热恶寒，故曰表证尚在；里有热邪，故喘而汗出。表证尚在，故用葛根、甘草之辛甘以解表；里有邪热，故用黄芩、黄连之苦寒以清里。

脾约丸

麻仁二升，去壳　芍药炒　枳实麸炒，各半斤　厚朴姜汤炒　大黄酒浸　杏仁去皮尖，各一斤

伤寒差后，胃强脾弱，约束津液不得四布，但输膀胱，致小便数而大便难者，主此方以通肠润燥。

枳实、大黄、厚朴，承气物也；麻仁、杏仁，润肠物也；芍药之酸，敛津液也。然必胃强者能用之，若非胃强，则承气之物在所禁矣。

竹叶石膏汤

竹叶二把　石膏一斤　半夏制　粳米各半升　人参三两，去芦　甘草一两，炙　麦门冬一升，去心

伤寒差后，虚羸少气，气逆欲吐者，此方主之。

伤寒由汗、吐、下而瘥，必虚羸少气，虚则气热而浮，故逆而欲吐。竹叶、石膏、门冬之寒，所以清余热；人参、甘草之甘，所以补不足；半夏之辛，所以散逆气；用粳米者，恐石膏过寒损胃，用之以和中气也。

乌梅丸

乌梅三十枚，去核　人参去芦　细辛去土　黄柏去皮　附子炮　桂枝净洗，炮，各六钱　黄连一两六钱，炒　干姜一两，炮　当归洗净　蜀椒去目及闭口者，各四钱

胃虚脏寒，得食而呕，蛔从上出者，此方主之。

乌梅味酸，蛔得之而软；连、柏味苦，蛔得之而伏；椒、细味辛，蛔得之而死；干姜、附、桂，温脏寒也；人参、当归，补胃虚也。

烧裈散

裈裆取隐处者烧灰，方寸匕，水和服。男取女者，女取男者。

伤寒阴阳易者，此方主之。

伤寒男子新差，未及平复，妇人与之交，得病，名曰阳易；妇人伤寒新差，未及平复，男子与之交，得病，名曰阴易。以无病人染着余毒而病，如换易也。取此物者，亦以病因于阴阳感召而得，故亦以阴阳之理治之。又曰：五味入口，咸入肾，腐入肾，秽入肾，乃浊阴归地之意也。裈裆味咸而腐秽，故能入少阴；烧之则温，故足以化气；灰之则浊，故足以溺膀胱。经曰：浊阴归六腑是也。药物虽陋，而用意至微，不因其陋而忽之，则升仲景之阶矣。

枳实栀子豆豉大黄汤

枳实三枚　栀子十四枚　豆豉一升　大黄一两

伤寒新差后，食复者，此方主之。

伤寒新瘥，胃气未复，内伤饮食，其热复至，名曰食复。枳实、大黄，能夺胃中之食；栀子、香豉，能祛胸中之热。

蜜煎导法

白蜜二合，煎之作挺，长如指许，内便道中，病人以手急抱，欲大便时去之。

自汗，大便秘者，此法治之。

胃家实则自汗，自汗亡其胃液，则便秘。若以下药与之，则益亡其液矣，故用导法。导法者，迎而夺之之兵也。

猪胆导法

大猪胆一枚，入醋少许，取竹管五寸许，以一头入胆，一头内入谷道中，赍汁灌入肛内。顷当大便出。

阳明自汗，反小便利，屎虽硬不可攻者，宜行此法。

自汗，则胃亡津液，当小便不利，今小便反利，则热犹未实，屎虽硬，不可攻也，故以此法导之。猪胆能泽大肠，入醋能敛肠液，故便难者得之则易。经曰燥者濡之，此法之谓也。

搐鼻法

苦瓜蒂不拘多少为末，令病人噙水一口，将此药搐一字入鼻中，出黄水愈。

湿家，鼻塞头疼，宜行此法。

湿家头疼，是浊邪干清阳之分也。鼻者气窍，上通于脑，下属于肺，浊邪干之，故清窍不利。瓜蒂苦而善涌泻，鼻窍受之，则能出浊邪而泻湿热。经曰客者除之，此之谓也。

阴毒熏法

大豆二升，炒令极热，先以净桶内置热醋三升，旋扶病人坐桶上蒸少时，却以热豆倾桶中，又蒸之，有倾囊下，却与阴证药服。

阴毒逆冷囊缩者，此方主之。

阴毒者，径中三阴之寒毒也。寒主收引，故阴盛则囊缩；热主施张，故熏蒸则囊纵。豆味甘而醋味酸，甘酸合，则能感召厥阴肝木之气，而行宣发之令矣。经曰开之发之，适事为故，此之谓也。

葱熨法

以索缠葱白如臂大，切去根及青，留白二寸许。先以火炙热一面，以着病人脐下，上用熨斗贮火熨之，令葱并热气入腹内；更作三四饼，坏则易之。若病人醒，手足温，有汗则瘥，否则不治。行此法，更当以四逆汤之类温之。

阴毒四肢逆冷，腹痛暴绝者，此法主之。

凡人气之呼出者，心肺主之；气之吸入者，肝肾主之。阴寒中于肝肾，则不能主吸入之气，故气有出而无入，令人逆冷腹痛，暴绝而死。宜外行葱熨法，内服四逆汤。葱有通中之妙，火有回阳之功，经曰热因寒用，此之谓也。

阴毒着艾法

用干艾叶揉熟，去灰作艾炷。取脐下一寸五分名气海，二寸丹田，三寸关元，灸五十壮至二三百壮。以手足渐温，人事稍苏为可治。

阴毒手足厥冷，不省人事者，此法行之。

手足不自温也，受气于中而后温；里有阴寒，故手足厥冷；阳气明，阴气昏，不省人事者，乃阴盛而失神明之官也。《甲乙经》曰：气海、丹田，任脉所发；关元，足三阴、任脉之会，是任脉实贯三阴，而三阴之脉皆会于任脉也。故阴毒中于三阴者，取而灸之，有寒谷回春之妙。

水 渍 法

叠青布数重，新水渍之，稍捩去水，搭于患人胸上，须臾蒸热，又以别浸冷布易之，频换新水。热稍退，可进阳毒药。

阳毒渐深，脉洪大，内外结热，舌卷焦黑，鼻如烟煤者，此法行之。

阳毒者，三阳热证之毒也。由表入里，故曰渐深；洪大皆阳脉，表邪未去，里热又甚，故曰内外皆热，此由失汗之所致也；舌卷者，热爆华池而筋缩急也；舌焦而黑，鼻如烟煤，此火极而兼水化，亢龙有悔之象也。行此法者，水可以灭火，寒可以却热，外可以安内。经曰：行水渍之，和其中外，可使毕已。此之谓也。

灸少阴法

少阴，即太溪穴也，在两足内踝后跟骨上动脉陷中。灸七壮。

少阴吐利，手足不冷，反发热，脉不至者，此法行之。

少阴，肾也。寒中少阴，阴寒格阳上逆，故吐；少阴主二便，病寒故利；阴在内，拒阳于外，故手足不冷而反发热；脉不至者，阴盛于内而脉沉陷也。太溪，肾之俞也，干焉而灸之，所以引外格之阳，使之归原，如《易》所谓不远之复也。

接汗法

姜、葱各半斤，煎汤一斛，倾大盆中，用小板一块，横加盆上，令患人坐卧其上蒸之，外以席被围定，露其口鼻，外可进发汗药。

朔方严寒之地，腠理闭密，汗不易泄，故行此法。盖姜、葱能通腠理，作汤以蒸之，则表疏而汗易泄，乃外合之兵也。

扑粉

龙骨 牡蛎 糯米各等分，为末

服发汗药，出汗过多者，以此粉扑之。

汗多有亡阳之戒，故用龙骨、牡蛎之涩以固脱；入粳米者，取其粘腻云尔，乃卫外之兵也。

刺期门

期门，穴名，妇人屈乳头向下尽处是穴。乳小者，以一指为率。陷中有动脉，刺之令病人吸五吸，停针良久出针。

妇人热入血室，胁下满如结胸状，谵语者，此刺主之。

妇人伤寒发热，月事适来，血室空虚，邪热乘虚而入，名曰热入血室。血室，冲脉也。胁下满如结胸状者，冲脉贯肝膈，至胸中而散，故所过皆病也；谵语者，邪热内盛而神明乱也。期门，肝之幕穴，刺之出血，乃随其实而泻之，兵之迎夺者也。

大羌活汤

羌活　独活　防己　防风　苍术　白术　黄连　黄芩　细辛　川芎　甘草各三钱　生地黄一两　知母三钱

伤寒两感者，此方主之。

两感者，一日太阳与少阴俱病，谓有太阳证之头疼、身热、脊强，而又有少阴证之口干、烦满而渴也；二日则阳明与太阴俱病，谓有阳明证之身热、谵语，而又有太阴证之腹满、不欲食也；三日则少阳与厥阴俱病，谓有少阳证之耳聋、胁痛，而又有厥阴证之囊缩、厥逆也。凡此两感之证，欲汗之则有里，欲下之则有表，表里不能一治，故《内经》、仲景皆称必死而无治法。易老意曰：证虽有表里之殊，而无阴阳之异，传经者皆为阳邪，一于升阳散热、滋养阴脏，则感之浅者尚或可平矣。经曰：气薄则发泄，故用羌活、独活、防风、苍术、细辛、川芎之气薄者，以升发其传经之邪；又曰：寒胜热，故用黄连、黄芩、防己、生地、知母之寒苦者，以培养其受伤之阴。以升散诸药而臣以寒凉，则升者不峻；以寒凉诸药而君以升散，则寒者不滞。白术、甘草，脾家药也，用之者，所以益其脾胃而建中营之帜尔。呜呼！于不可治之中，而求为可治之策，大羌活者，其万死一生之兵乎！

感冒门第三

叙曰：六气袭人，深者为中，次者为伤，轻者为感冒，今世人之论也，古昔明医未尝析此。昆也生乎今之世，则亦趋时人之论矣，故考五方以治感冒。

香 苏 散

紫苏　香附醋制，各二两　陈皮去白，一两　甘草半两

四时感冒风邪，头痛发热者，此方主之。

南方风气柔弱，伤于风寒，俗称感冒。感冒者，受邪肤浅之名也。《内经》曰卑下之地，春气常存，故东南卑下之区，感风之证居多。所以令人头痛、发热，而无六经之证可求者，所感人也由鼻而入，实于上部，不在六经，故令头痛、发热而已。是方也，紫苏、香附、陈皮之辛芬，所以疏邪而正气；甘草之甘平，所以和中而辅正尔。

芎 苏 散

川芎七合　半夏六钱，制　柴胡去芦　茯苓各五钱　紫苏叶　干葛各三钱五分　陈皮去白　枳壳去瓤　桔梗　甘草各三钱

外有头痛、发热、恶寒，内有咳嗽、吐痰、气汹者，此方主之。

川芎、苏叶、干葛、柴胡，解表药也，表解则头痛、发热、恶寒自愈；桔梗、半夏、陈皮、枳壳、茯苓、甘草，和里药也，里和则咳嗽、吐痰、气汹自除。

十 神 汤

川芎　甘草　麻黄　干葛　赤芍药　升麻　白芷　陈皮　香附　紫苏等分

此治外感风寒之套剂也。

古人治风寒，必分六经见证用药，然亦有只是发热、头痛、恶寒、鼻塞，而六经之证不甚显者，故亦总以疏表利气之药主之

而已。是方也，川芎、麻黄、干葛、升麻、白芷、紫苏、香附、陈皮，皆辛香利气之品，故可以解感冒气塞之证。乃赤芍者，所以和阴气于发汗之中。而甘草者，所以和阳气于疏利之队也。

参苏饮

人参去芦　紫苏　半夏制　陈皮去白　茯苓去皮　木香　枳壳炒　干葛　前胡去芦　桔梗　甘草各五钱

劳倦感冒，妊娠感冒，并宜此方主之。

感冒宜解表，故用紫苏、干葛、前胡；劳倦、妊娠宜补里，故用人参、茯苓、甘草。乃木香、半夏、枳壳、桔梗、陈皮，所以和利表里之气，气和则神和，神和则无病矣。

藿香正气散

大腹皮净洗　白芷　茯苓去皮　苏茎叶　藿香各三两　白术炒　陈皮去白　厚朴姜汤炒　桔梗　半夏各二两　炙甘草一两

凡受四时不正之气，憎寒壮热者，此方主之。

风寒客于皮毛，理宜解表。四时不正之气由鼻而入，不在表而在里，故不用大汗以解表，但用芬香利气之品以主之。白芷、紫苏、藿香、陈皮、腹皮、厚朴、桔梗，皆气胜者也，故足以正不正之气；白术、茯苓、半夏、甘草，则甘平之品耳，所以培养中气，而树中营之帜者也。

暑门第四

叙曰：暑，六气之一也。实者清其暑，虚者益其气，此大都也，至于杂病相揉，则变通在我而已。今考九方如左，论证论药，可谓举其大纲，触类而通，弗可胜用矣。

黄连香薷饮

香薷一两　厚朴炒　白扁豆各半两　黄连三钱炒

夏至后，暑热吐利、烦心者，此方冷服。

暑，阳邪也，干于脾则吐利，干于心则烦心。香薷之香，入脾清暑而定吐利；黄连之苦，入心却热而治烦心；暑邪结于胸中，非厚朴不散；暑邪陷于脾胃，非扁豆无以和中。然必冷服者，经所谓治温以清，凉而行之是也。是方也，于伏热之时，自觉酷暑蒸炎；或远行而归，自觉伤于暑热，服一二剂，诚为切当。今人坐于高堂广厦之中，身与冰盘水阁相习，口与浮瓜水果相厌，暑邪原浅，每求此药服之，甚者日日饮之，是谓诛伐太过。弱者，寒中之疾作于旦暮；壮者，待时而病，秋季为泻为利矣。慎之。

十味香薷饮

香薷一两，用穗　人参去芦　陈皮　黄芪炙　白术炒　白扁豆　甘草炒　厚朴炒　白茯苓　木瓜各半两

伏暑，身体倦怠，神昏，头重，吐利者，此方主之。

暑能伤气，故身体倦怠，神思昏沉；暑为阳邪，故并于上而头重；暑邪干胃，故既吐且利。火热横流，肺气受病，人参、黄芪，益肺气也。肺为子，脾为母，肺虚者宜补其母，白术、茯苓、扁豆、甘草，皆补母也。火为母，土为子，火实者宜泻其子，厚朴、陈皮，平其敦阜，即泻子也。香薷之香，散暑邪而破湿热；木瓜之酸，收阴气而消脾湿。脾气调则吐利自息，肺气复则倦怠自除。

人参白虎汤

人参　石膏　知母　甘草

暑月中热，汗出恶寒，身热而渴，脉虚者，此方主之。

暑，阳邪也，中人则伤卫，卫虚则不能固表，故汗出且恶寒；表有暑邪，故身热；里有暑邪，故口渴；暑伤于气，故脉虚。经曰壮火食气，故用人参、甘草以补气；石膏性寒味甘辛，寒则能除热，甘则能调胃，辛则能解肌，以其行清肃之令而除烦暑，得西方金神之象，故以白虎名之。用之者，经所谓折其郁气是也。知母滋阴益肾，《易》义曰火炎则水干，故用知母以益水，经所谓滋其化源是也。

六　一　散

滑石六两　甘草一两

共为末，每用五钱，冷水调服。

中暑身热烦渴，小便不利者，此方主之。

身热口渴，阳明证也；小便不利，膀胱证也。暑为热邪，阳受之则入六腑，故见证若此。滑石性寒而淡，寒则能清六腑，淡则能利膀胱；入甘草者，恐石性太寒，损坏中气，用以和中耳。经曰：治温以清，凉而行之，故用冷水调服。是方也，简易而效捷，暑途用之，诚为至便；但于老弱、阴虚之人，不堪与也。此虚实之辨，明者详之，否则蹈虚虚之戒，恶乎不慎。

清暑益气汤

人参去芦　白术炒　陈皮去白　神曲炒　泽泻各五分　黄芪炙　苍术制　升麻各一钱　麦门冬去心　当归酒洗　黄柏炒　甘草炙，各三分　五味子九粒　青皮麸炒　干葛各二分

长夏湿热蒸炎，四肢困倦，精神减少，身热气高，烦心便黄，渴而自汗，脉虚者，此方主之。

暑令行于夏，至长夏则兼湿令矣，故此方兼而治之。暑热蒸炎，表气易泄，而中气者，又诸气之原，黄芪所以实表而固易泄

之气；白术、神曲、甘草所以调中而培诸气之原；酷暑横流，肺金受病，人参、五味子、麦冬，一以补肺，一以收肺，一以清肺，此三物名曰生脉散，经所谓扶其所不胜也；火盛则水衰，故又以黄柏、泽泻滋其化源；液亡则口渴，故又以当归、干葛生其胃液；清气不升，升麻可升；浊气不降，二皮可理；苍术之用，为兼长夏之湿也。

大顺散

甘草炙　干姜炮　杏仁去皮尖　肉桂去皮，等分

夏月引饮过多，脾胃受湿，清浊相干，阴阳气逆，霍乱呕吐者，此方主之。

脾胃者，喜燥而恶湿，喜温而恶寒，时虽夏月，过于饮冷吞寒，则寒之矣，故令气逆霍乱而呕吐也。干姜、肉桂，温胃而建中；甘草、杏仁，调脾而理气。此方非治暑，乃治暑月饮冷受伤之脾胃尔。若非饮冷而致诸疾，则勿执方以治也。

桂苓甘露饮

茯苓去皮　泽泻各一两　滑石四两　白术炒　猪苓去皮　桂心炒，各五钱　石膏　寒水石各二两

夏月引饮过多，小便不利，湿热为患者，此方主之。

三石所以清六府之热，五苓所以利三焦之湿。河间此方，诚治湿热之简捷者。张子和加人参、甘草，因其脉虚；干葛之加，解其暑渴；木香之加，化其湿气。

缩脾饮

砂仁　草果仁　乌梅肉　炙甘草各四两　扁豆炒　干葛各二两

夏月伏热，为酒食所伤者，此方主之。

砂仁、草果，所以消肉食；乌梅、干葛，却暑而除烦；扁

豆、甘草，助脾而益胃。

六 和 汤

砂仁 半夏 杏仁 人参 白术 甘草 藿香 木瓜 厚朴 扁豆 赤茯苓

夏月病人霍乱转筋，呕吐泄泻，寒热交作，倦怠嗜卧；伏暑烦闷，小便赤涩，或利或渴；中酒，胎产，皆可服之。

六和者，和六腑也。脾胃者，六腑之总司，故凡六腑不和之病，先于脾胃而调之。此知务之医也。香能开胃窍，故用藿、砂；辛能散逆气，故用半、杏；淡能利湿热，故用茯、瓜；甘能调脾胃，故用扁、术；补可以去弱，故用参、草；苦可以下气，故用厚朴。夫开胃散逆，则呕吐除；利湿调脾，则二便治；补虚去弱，则胃气复而诸疾平。盖脾胃一治，则水精四布，五经并行，虽百骸九窍，皆太平矣，况于六腑乎？

湿门第五

叙曰：湿有内外，有阴阳，有上下，今考七方，言其常耳，未及其变也。东南卑下之区，十病九湿，恶能尽其变耶？此在临证而加察焉可也。

二 陈 汤

半夏姜制 陈皮 茯苓各一钱半 甘草七分半，炙

脾弱不能制湿，内生积饮者，此方主之。

水谷入胃，无非湿也。脾土旺，则能运化水谷，上归于肺，下达膀胱，无湿气可留也。惟夫脾弱不能制湿，则积而为痰饮。半夏之辛能燥湿，茯苓之淡能渗湿，甘草之甘能健脾，陈皮之辛能利气。脾健则足以制湿，气利则积饮能行。东南之人，多有湿饮之疾，故

丹溪恒主之。其曰加升提之剂者,亦清气升而浊气自降之谓。

平 胃 散

苍术泔浸七日,五斤　陈皮去白　厚朴姜汤炒,各三斤　甘草炙,三十两

湿淫于内,脾胃不能克制,有积饮痞膈中满者,此方主之。

此湿土太过之证,经曰敦阜是也。苍术味甘而燥,甘则入脾,燥则胜湿;厚朴性温味苦[1],温则益脾,苦则燥湿,故二物可以平敦阜之土。陈皮能泄气,甘草能健脾,气泄则无湿郁之患,脾强则有制湿之能,一补一泄,又用药之则也。是方也,惟湿土太过者能用之,若脾土不足及老弱、阴虚之人,皆非所宜也。

羌活胜湿汤

羌活　独活各一钱　藁本　炙甘草　防风　川芎各五分　蔓荆子三分

外伤于湿,一身尽痛者,此方主之。

脾胃虚弱,湿从内生者,二陈、平胃之类主之;水停于膈,湿盛濡泻者,六一、五苓之类主之;水渗皮肤,肢肿黄胀者,五皮、茵陈之类主之。今湿流关节,非上件所宜矣。经曰风胜湿,故用羌、防、藁、独、芎、蔓诸风药以治之。以风药而治湿,如卑湿之地,风行其上,不终日而湿去矣。又曰无窍不入,惟风为能,故凡关节之病,非风药不可。用甘草者,以风药悍燥,用以调之。此之谓有制之兵也。

甘草附子汤

炙甘草　白术各二钱　附子一钱五分,炮　桂枝四钱,炒

① 性温味苦:原作"味温而苦",迳改。

风湿骨节疼烦,不欲去衣,小便不利,大便反快者,此方主之。

风湿相搏，故骨节疼烦；伤风则恶风，故不欲去衣；小便不利而大便燥者为热，今小便不利而大便反快，则湿可知矣。附子之热，可以散寒湿；桂枝之辛，可以解风湿；甘草健脾，则湿不生；白术燥脾，则湿有制。是方也，以桂、附之辛热而治湿，犹之淖潦之地，得太阳暴之，不终朝而湿去，亦治湿之一道也。

二 妙 散

黄柏乳润一宿　苍术泔浸七日

等分为末，空心酒服三钱。

湿热腰膝疼痛者，此方主之。

湿性润下，病则下体受之，故腰膝痛。然湿未尝痛，积久而热，湿热相搏，然后痛。此方用苍术以燥湿，黄柏以去热，又黄柏有从治之妙，苍术有健脾之功，一正一从，奇正之道也。

四 苓 散

白术炒　茯苓去皮　猪苓　泽泻

湿生于内，水泻，小便不利者，此方主之。

经曰：湿胜则濡泻。故湿生于内者，令人水泻；湿并于大肠，故小便不利。白术燥而淡，燥则能健脾，淡则能利湿；茯苓甘而淡，甘则能补中，而淡亦渗湿矣。猪苓枯而淡，泽泻咸而淡，枯者有渗利而无补益，咸者直能润下而兼渗利。丹溪曰：治湿不利小便，非其治也。故主此方。

不换金正气散

厚朴姜汤炒　陈皮去白　半夏制　藿香去梗　苍术制　甘草炙

凡受山岚瘴气及出远方不服水土，吐泻下利者，此方主之。

山岚瘴气，谷气也。《内经》曰：谷气通于脾，故令人不服水土而坏腹。是方也，苍术、厚朴、陈皮、甘草，前之平胃散也，可以平湿土敦阜之气而消岚瘴。乃半夏之燥，所以醒脾；藿香之芬，所以开胃。方名曰正气者，谓其能正不正之气故尔。

瘟疫门第六

叙曰：瘟疫以六淫致疾，证状各各不同，自非良医，鲜有明者。吾尝执贽远迩而求学益，叩及瘟疫诸证，即擅名之士犹讷焉。今考方十二首，详辨其证，庶几乎活人之补也。

败毒散加黄芩汤

羌活　独活　柴胡　前胡　川芎　黄芩　桔梗　枳壳　人参　茯苓　甘草

壮热，不恶风寒而渴者，瘟病也，此方主之。

冬时触冒寒气，即病者名曰伤寒，不即病者，寒毒藏于肌肤，至春变为温病，至夏变为热病，以其阳毒最深，名曰瘟疫。寒变为温为热，故病壮热，不恶风寒而渴也。经曰：治温以清。又曰：开之发之，适事为故。羌活、独活、柴胡、前胡、川芎，皆轻清开发之剂也，故用之以解壮热；用黄芩、枳壳、桔梗者，取其清膈而利气也；用人参、茯苓、甘草者，实其中气，使瘟毒不能深入也。培其正气，败其邪毒，故曰败毒。

九味羌活汤

羌活　防风　苍术　细辛　川芎　白芷　黄芩　甘草　生地黄

触冒四时不正之气，而成时气病，憎寒壮热，头疼身痛，口渴，人人相似者，此方主之。

谓春时应暖而反大寒，夏时应热而反大凉，秋时应凉而反大热，冬时应寒而反大温，此非其时而有其气。是以一岁之中，长幼之病多相似也。药之为性，辛者得天地之金气，于人则为义，故能匡正而黜邪。羌、防、苍、细、芎、芷，皆辛物也，分经而主治：邪在太阳者，治以羌活；邪在阳明者，治以白芷；邪在少阳者，治以黄芩；邪在太阴者，治以苍术；邪在少阴者，治以细辛；邪在厥阴者，治以川芎；而防风者，又诸药之卒徒也。用生地，所以去血中之热；而甘草者，又所以和诸药而除气中之热也。易老自序云：此方冬可以治寒，夏可以治热，春可以治温，秋可以治湿，是诸路之应兵也。用之以治四时瘟疠，诚为稳当，但于阴虚、气弱之人，在所禁尔。

三黄石膏汤

石膏一两五钱，生用　黄芩炒　黄连炒　黄柏各五钱　山栀三十枚，炒黑　麻黄去节　淡豉各二两

瘟毒表里俱盛，五心烦热，两目如火，鼻干面赤，大渴舌燥者，此方主之。

寒毒藏于肌肤，至夏变为热病；热病未除，更遇温热，名曰瘟毒。热病之最重者，寒能制热，故用石膏；苦能下热，故用芩、连、栀、柏；佐以麻黄、淡豉之发散者，以温热至深，表里俱实，降之则郁，扬之则越，郁则温热犹存，兼之以发扬，则炎炎之势皆烬矣。此内外分消其势，兵之分击者也。

沃渍法

瘟热内外皆实，喜饮水、入水者，取新汲井花水一大缸，使病人坐其水中，复以大杓盛水自顶沃之，水热则病减矣。病人喜饮冷，亦听其大啜，毋得阻也。行此法者，《易》义曰：水盛则火灭。经曰：行水渍之，和其中外，可使毕已。此之谓也。

萎蕤汤

萎蕤二钱半　麻黄　白薇　青木香　羌活　杏仁　川芎　甘草各五分　石膏　甘菊花各一钱五分

风温憎寒壮热，头疼身痛，口渴面肿者，此方主之。

寒毒藏于肌肤，至春变为温病。温热未除，更遇于风，病为风温。表有邪，故寒热；里有邪，故口渴；风之伤人也，头先受之，故头疼；风盛则气壅，故面肿。风温壅盛，甘能发之，故用萎蕤、甘草；辛能散之，故用羌活、麻黄；清能平之，故用川芎、甘菊；寒能胜之，故用石膏、白薇；佐以杏仁，取其利气；而青木香者，清热下气之物也。

白虎加苍术汤

石膏一斤　知母六两　苍术　甘草各二两　粳米六合

共分四服。

湿温憎寒壮热，口渴，一身尽痛，脉沉细者，此方主之。

温毒藏于肌肤，更遇于湿，名曰湿温。湿为阴邪，故憎寒；温为阳邪，故壮热；温热入里，故口渴；湿流百节，故一身尽痛；湿为阴，故脉沉细。石膏、知母、甘草、粳米，白虎汤也，所以解温热；加苍术者，取其辛燥能治湿也。白虎考见伤寒门。

大青龙加黄芩汤

麻黄六两，去节　桂枝净洗　甘草各二两　杏仁四十枚，去皮尖　黄芩七钱　生姜三两　石膏如鸡子大　大枣十二枚

寒疫头疼身热，无汗恶风，烦躁者，此方主之。

春分以后，至秋分节前，天有暴寒，抑遏阳气，不得泄越，有上件诸证者，皆为时行寒疫。表有风寒，故见太阳证头疼身热，无汗恶风；里有温热，故见烦躁。麻黄、桂枝、甘草、杏

仁、生姜、大枣，辛甘物也，辛以解风寒，甘以调营卫；石膏、黄芩，寒苦物也，寒以清温热，苦以治烦躁。

升麻葛根汤

升麻　葛根　芍药　甘草等分

冬温，无汗，发热口渴者，此方主之。

冬月应寒而反大温，民受其温疠之气，名曰冬温。非时不正之气，由鼻而入，皮毛未得受邪，故无汗；病由于温，故发热口渴。升麻、葛根，辛凉而发散者也，故足以解冬温；芍药味酸，能养阴而退热；甘草味甘，能调营而益卫。

太无神术散

苍术制　厚朴制，各一两　陈皮一两　石菖蒲　炙甘草　藿香各一两五钱

人受山岚瘴气，憎寒壮热，一身尽痛者，此方主之。

山岚瘴气，谓山谷间瘴雾，湿土敦阜之气也。湿气蒸腾，由鼻而入，呼吸传变。邪正分争，阴胜则憎寒，阳胜则壮热；流于百节，则一身尽痛。是方也，用苍术之燥，以克制其瘴雾之邪；用厚朴之苦，以平其敦阜之气；菖蒲、藿香，辛香物也，能匡正而辟邪；甘草、陈皮，调脾物也，能补中而泄气。《内经》曰：谷气通于脾，故山谷之气，感则坏人脾。太无此方，但用理脾之剂，而解瘴毒之妙自在其中，使非深得经旨，不能主此方也。其高识若此，诚不愧为丹溪之师矣。

漏芦汤

漏芦　升麻　大黄　蓝叶　黄芩　玄参等分　芒硝甚者加至二钱

疫疠积热，时生疙瘩结毒，俗称流注，面肿咽塞者，此方主之。

经曰：营气不从，逆于肉理，乃生毒痈；又曰：热胜则肿。故疫疠之余热，解之未尽，逆留于分肉之间，则作上件诸证。药之为性，辛能解散，苦能胜热，漏芦、升麻、蓝叶，辛而且苦，故足以解结热；咸能软坚，苦能泻实，大黄味苦，芒硝味咸，故足以软坚而泻实；玄参苦而润，黄芩苦而枯，润者去血中之热，而枯者去气中之热尔，况与漏芦、升麻走散之药同用之，则又无所不至矣。

消 毒 丸

大黄酒浸　牡蛎炙　僵蚕等分

疫毒内郁，时成疙瘩者，此方主之。

《内经》曰：陷脉为瘘，留连肉腠。谓阳毒乘脉之虚而陷入之，便壅结而为瘘核，留连于肉腠之间，正此疫毒疙瘩之谓也。苦能下热，故用大黄；咸能软坚，故用僵蚕、牡蛎。

辟 瘟 法

凡觉天行时气，恐其相染，须日饮雄黄酒一卮，仍以雄黄豆许用绵裹之，塞鼻一窍，男左女右用之。或用大蒜塞鼻，或用阿魏塞鼻皆良。

雄黄气悍，能辟恶邪；大蒜、阿魏，气之至臭者，臭胜则诸秽皆不足以加之矣。但蒜大热，阿魏透脑，虚人难用，不若雄黄便于事尔。

大头瘟门第七

叙曰：大头瘟，前古未之论也，东垣始论之。

今上壬午，北方病此者甚众，死者不啻数万人。昆居南土，未尝见其证。乡人自北来者，皆言患者头大如斗，跻头而还自若也。今考三方，观其大略。

二 黄 汤

黄芩酒炒　黄连酒炒　生甘草各一两

天行大头疫病，此方主之。

头大者，炎上作火之象也。故用芩、连之苦以泻之，甘草之甘以缓之。

普济消毒饮子

黄芩酒炒　黄连酒炒，各五钱　柴胡五分　桔梗三分　人参三钱　陈皮去白　甘草　玄参各二钱　连翘　板蓝根　马勃　鼠粘子各一钱　白僵蚕　升麻各七分

便秘加大黄。

泰和二年四月，民多疫疠，初觉憎寒壮热，体重，次传头面肿盛，目不能开，上喘，咽喉不利，舌干口燥，俗云大头伤寒，诸药杂治，终莫能愈，渐至危笃。东垣曰：身半已上，天之气也，邪热客于心肺之间，上攻头面而为肿尔。乃主是方，为细末，半用汤调，时时呷之，半用蜜丸噙化，活者甚众。时人皆曰天方，遂刻诸石，以传永久。昆谓芩、连苦寒，用之以泻心肺之火；而连翘、玄参、板蓝根、鼠粘子、马勃、僵蚕，皆清喉利膈之物也，缓以甘草之国老，载以桔梗之舟楫，则诸药浮而不沉；升麻升气于右，柴胡升气于左，清阳升于高巅，则浊邪不得复居其位。经曰邪之所凑，其气必虚，故用人参以补虚。而陈皮者，所以利其壅滞之气也。又曰：大便秘者加大黄，从其实而泻之，则灶底抽薪之法尔。

五香麻黄汤

麝香五分　薰陆香　鸡舌香各一钱　青木香　沉香　麻黄去节

防风去芦　独活去土　白薇　萎蕤　枳实麸炒　秦艽去芦　甘草各二钱

凡伤寒热病后，忽发浮肿，或着头面，或着唇口颈项，或着胸背，或着四肢，或偏着两足，不痛不赤者，此方主之。

肿而痛者为实邪，不痛者为虚邪；肿而赤者为结热，不赤者为留气。故知上件诸肿，乃是余邪未去，营卫之行，不相顺接，逆于肉理，而为肿尔。是方也，用五香以开气窍；而麻黄、防风、独活、秦艽、萎蕤、白薇，皆辛散也，一以解其余邪，一以流其着气；乃甘草之补，所以致新；枳实之悍，所以推陈。

卷之二

火门第八

叙曰：水火，人身之阴阳也。阳常有余，故火证恒多，所谓一水不胜五火是也。人能摄理其火，致其冲和，则调元之手矣。或者寒凉太过，斯又弊焉。自有五行以来，不可以无火，故知灭烬之为非。今考古方二十余首以治火，岂曰灭火云哉？

井 花 水

水足以济火，故狂躁烦渴火实之证，内以水饮之，外以水渍之，此既济之妙，自《大易》以来，已有之矣。

甘 梨 浆

甘梨浆，水类也。生之可平六腑之阳，熟之可济五藏之阴。实火宜生，虚火宜熟。

人屎人尿人中白牛屎猪屎马通驴子小便总考

孙思邈《千金方》凡疗火证、热证，率用上件取汁饮之，往往称其神良，何也？经曰：清阳出上窍，浊阴出下窍。屎溺出于二阴，则无分人类物类，皆阴浊也。惟其阴浊，故足以制阳光。或者鄙而远之，由夫未达医之妙也。

炼秋石

古昔神良之医，但用人尿、溺白垽耳，未尝有用秋石之方也，近时多用之。夫药有气有味，有精有魄，秋石既经煎炼，则其气味已易，精华已去，所存者独枯魄耳，恶能与人尿、溺白垽论功效耶？此举世尚奇之昧也。或用阴秋石者为近之。

防风通圣散

防风　川芎　川归　白芍药　大黄　芒硝　连翘　薄荷　麻黄　石膏　桔梗　黄芩　白术　栀子　荆芥　滑石　甘草

表里客热，三焦火实者，此方主之。

麻黄、防风，疏表药也，火热之在表者，得之由汗而泄；大黄、芒硝，攻里药也，火热之在里者，得之由下而泄；荆芥、薄荷，清上药也，火热之在巅顶者，得之由鼻而泄；滑石、栀子，清下药也，火热之在决渎者，得之由溺而泄。乃石膏、桔梗，又所以清肺胃；而连翘、黄芩，又所以去诸经之客热也。火热灼其血，则川芎、当归、芍药可以养之；火热坏其气，则白术、甘草可以益之。

导赤散

生地黄　木通去粗皮　甘草梢等分　为末。

心热，小便黄赤，此方主之。

心与小肠为表里，故心热则小肠亦热，而令便赤。是方也，生地黄可以凉心；甘草梢可以泻热；佐之以木通，则直走小肠、膀胱矣。名曰导赤者，导其丙丁之赤，由溺而泄也。

三黄泻心汤

黄芩　黄连　大黄酒润，各等分

心膈实热，狂躁面赤者，此方主之。

味之苦者，皆能降火。黄芩味苦而质枯，黄连味苦而气燥，大黄苦寒而味厚。质枯则上浮，故能泻火于膈；气燥则就火，故能泻火于心；味厚则喜降，故能荡邪攻实。此天地亲上亲下之道，水流湿、火就燥之义也。

龙胆泻肝汤

柴胡一钱 黄芩七分，炒 五味子九粒 生甘草 山栀炒黑 知母去毛，炒 天门冬去心 麦门冬去心 黄连炒 人参 龙胆草各五分

谋虑不决，肝热胆溢，口苦热盛者，此方主之。

肝主谋虑，胆主决断，谋虑则火起于肝，不决则火起于胆。柴胡性温味苦而气薄，故入厥阴、少阳；黄芩、黄连、龙胆草、山栀子得柴胡以君之，则入肝胆而平之矣。制肝者惟金，故用天麦门冬、五味、知母以益肺；畏肝者惟土，故用人参、甘草以益脾。

左 金 丸

黄连六两，炒 吴茱萸一两，汤泡

二共为末作丸。

肝脏火实，左胁作痛者，此方主之。

左，肝也。左金者，谓金令行左而肝平也。黄连乃泻心之物，泻去心火，不得乘其肺金，则清肃之令左行，而肝有所制矣。吴茱萸味辛热而气臊，臊则入肝，辛热则疏利，乃用之以为反佐。经曰：佐以所利，和以所宜。此之谓也。

当归龙荟丸

当归 龙胆草 栀子 黄连 黄柏 黄芩各一两 木香一钱

麝香五分　大黄酒浸　青黛　芦荟各五钱

蜜丸如豆大。

风热蓄积，时发惊悸，筋惕搐搦，嗌塞不利，肠胃燥涩，狂越等证，此方主之。

肝火为风，心火为热，心热则惊悸，肝热则搐搦；嗌塞不利者，肺亦火也；肠胃燥涩者，脾亦火也；狂越者，狂妄而越礼也。经曰：狂言为失志；又曰：肾藏志。如斯言之，则肾亦火矣。此一水不胜五火之谓也。故用黄连以泻心，用黄芩以泻肺，青黛、龙胆、芦荟以泻肝，大黄以泻脾，黄柏以泻肾。所以亟亟以泻五脏之火者，几于无水，故泻火以存水耳。用当归者，养五脏之阴于亢火之时；用木香、麝香者，利五脏之气于克伐之际也。互考见咳嗽门。

泻黄散

藿香二钱　山栀一两，炒黑　石膏五钱　甘草三两　防风四两

脾家伏火，唇口干燥者，此方主之。

唇者，脾之外候；口者，脾之窍，故唇口干燥，知脾火也。苦能泻火，故用山栀；寒能胜热，故用石膏；香能醒脾，故用藿香；甘能缓脾，故用甘草；用防风者，取其发越脾气而升散其伏火也。或问何以不用黄连？余曰：黄连苦而燥，此有唇口干燥，则非黄连所宜，故惟栀子之苦而润者为当耳！又问曰：既恶燥，何以不去防风？余曰：东垣已言之矣，防风乃风药中之润剂也，故昔人审择而用之。

升阳散火汤本方去独活加葱白名火郁汤

升麻去丝根　葛根　独活　羌活　人参去芦　白芍各五钱　柴胡八钱　防风二钱五分　生甘草二钱　炙甘草三钱

过食冷物，抑遏少阳之火，郁于脾部者，此方主之。

少阳者，三焦与胆也。经曰：少火生气。丹溪曰：天非此火不能生万物，人非此火不能以有生。是少火也，生物之本，扬之则光，遏之则灭，今为饮食填塞至阴，抑遏其上行之气，则生道几于息矣，故宜辛温之剂以举之。升麻、柴胡、羌活、独活、防风、干葛，皆辛温上行之物也，故用之以升少阳之气，清阳既出上窍，则浊阴自归下窍，而食物传化自无抑遏之患；芍药味酸，能泻土中之木；人参味甘，能补中州之气；生甘草能泻郁火于脾，从而炙之，则健脾胃而和中矣。东垣氏圣于脾胃者，其治之也，必主于升阳。俗医知降而不知升，是扑其少火也，安望其卫生耶？

泻白散

桑白皮　地骨皮各一两　甘草五钱

肺火为患，喘满气急者，此方主之。

肺苦气上逆，故喘满；上焦有火，故气急，此丹溪所谓气有余便是火也。桑白皮味甘而辛，甘能固元气之不足，辛能泻肺气之有余；佐以地骨之泻肾者，实则泻其子也；佐以甘草之健脾者，虚则补其母也。此云虚实者，正气虚而邪气实也。又曰：地骨皮之轻，可使入肺；生甘草之平，可使泻气，故名以泻白。白，肺之色也。

阿胶散

阿胶一两半，蛤粉炒　鼠粘子二钱半，炒香　马兜铃半两，焙　炙甘草五钱　杏仁去皮尖，七个　粳米一两

肺虚有火，嗽无津液，咳而哽气者，此方主之。

燥者润之，今肺虚自燥，故润以阿胶、杏仁；金郁则泄之，今肺中郁火，故泄以兜铃、粘子；土者金之母，虚者补其母，故入甘草、粳米以补脾益胃。

大 补 丸

黄柏一斤，炮褐色，为末，水丸 气虚者四君子汤下，血虚者四物汤下

肾火从脐下起者，肾水衰也，此方主之。

肾非独阴也，命门之火寄焉。肾水一亏，则命门之火无所畏而自炽矣，故龙雷之火从脐下动也。经曰：水郁则折之。水郁者，肾部有郁火也；折之者，制其冲逆也。柏皮味苦而厚，为阴中之阴，故能制肾经冲逆之火，火去则阴生，故曰大补。王冰曰：壮水之主，以制阳光。此之谓也。气虚下以四君子汤，恐其寒凉而坏脾也；血虚下以四物汤，助其滋阴而制火也。

滋 肾 丸

黄柏十两，酒浸 知母六两，酒浸 肉桂五钱

肾火起于涌泉之下者，此方主之。

热自足心直冲股内而入腹者，谓之肾火起于涌泉之下。知、柏苦寒，水之类也，故能滋益肾水；肉桂辛热，火之属也，故能假之反佐，此《易》所谓水流湿、火就燥也。

三 补 丸

黄芩 黄连 黄柏俱酒润，等分

三焦有火，嗌喉干燥，小便赤涩，大便秘结，此方主之。

少火之火，无物不生；壮火之火，无物不耗，《内经》曰壮火食气是也。故少火宜升，壮火宜降。今以三物降其三焦之壮火，则气得其生，血得其养，而三焦皆受益矣，故曰三补。黄芩苦而枯，故清热于上；黄连苦而实，故泻火于中；黄柏苦而润，故泻火于下。虽然火有虚实，是方但可以治实火，若虚者用之，则火反盛，谓降多亡阴也。丹溪曰：虚火可补，人参、黄芪之类。则虚实之辨，若天渊矣，明者幸求之证焉。

益元散即暑门六一散，又名天水散

滑石六两　甘草一两

共为末，用蜜水调下三钱。

六腑有实火，上有烦渴，下有便秘、赤涩者，此方主之。

滑石性寒，故能清六腑之热；甘草性平，故能缓诸火之势。

凉膈散

黄芩酒炒　栀子仁炒黑　薄荷各一两　连翘四两　大黄酒浸　芒硝　甘草各二两

共为末，每服五钱。

火郁上焦，大热面赤者，此方主之。

黄芩、栀子，味苦而无气，故泻火于中；连翘、薄荷，味薄而气薄，故清热于上；大黄、芒硝，咸寒而味厚，故诸实皆泻；用甘草者，取其性缓而恋膈也。不作汤液而作散者，取其泥膈而成功于上也。

清咽太平丸

薄荷叶十两　川芎　甘草　防风　乌犀角　柿霜各一两　桔梗三两

蜜丸噙化。

膈上有火，早间咯血，两颊常赤，咽喉不清者，此方主之。

消风清热，莫如薄荷，故用以为君；佐以乌犀，解心热也；入以柿霜，生津液也；用川芎，有清上之功；用防风，有解散之效；恐诸药之下流，故载以舟楫；因火势之急速，故缓以国老。师云：咽者胆之候，若只咽间痰热，膈内和者，宜以平胆之方主之。

温胆汤

竹茹　枳实麸炒　半夏制　甘草各二两　陈皮去白　生姜各四两

胆热呕痰，气逆吐苦，梦中惊悸者，此方主之。

胆，甲木也，为阳中之少阳，其性以温为常候，故曰温胆。竹茹之清，所以去热；半夏之辛，所以散逆；枳实所以破实，陈皮所以消滞，生姜所以平呕，甘草所以缓逆。伤寒解后，多有此证，是方恒用之。

珍 珠 散

琥珀 珍珠粉 铁粉 天花粉 朱砂 寒水石 牙硝 大黄酒浸 生甘草

各等分为末，每用薄荷汤调下三钱。

男、妇、小儿五脏积热，心胸闷乱，口干舌燥，精神恍惚，癫狂等证，此方主之。

明可以安神，琥珀、珍珠皆明物也，故用之以安神魄；重可以去怯，铁粉、朱砂皆重物也，故用之以定惊狂；寒可以去热，硝、黄、水石，皆寒物也，故用之以除积热；热之盛者必竭，天花粉可以生津；火之炽者必急，生甘草所以缓急。

人参黄芪白术甘草考

实火可泻，宜用芩、连、栀、柏；虚火可补，宜用人参、黄芪、白术、甘草，所谓温能除大热也。或者误用芩、连、栀、柏以治虚火，则火益炽。何以然哉？四件皆降下之品，降多则亡阴，阴亡则不足以济火，故令火益炽。

天雄附子川乌硫黄考

诸证无火者，宜于四件斟酌之。

壮火固不可有，少火亦不可无，所谓天非此火不足以生万物，人非此火不足以有生。故凡诸证寒凉太过，几于无阳者，宜审择而用之。昔人以附子一物为太阳丹，以天雄、附子、川乌为三建汤，以硫黄为金液丹，皆所以养其真阳，壮其真火，而存此身之生气耳。明变之士，幸教我哉。

斑疹门第九

叙曰：无热不斑，无湿不疹，此二言者，斑疹之大观也。其致疾之由，则有风、寒、暑、湿之殊；辨证之法，则有表、里、虚、实之异，此在人之自悟，非可以纸上尽也。

防风通圣散

防风　川芎　当归　大黄　芒硝　白芍药　连翘　薄荷　麻黄　石膏　桔梗　黄芩　白术　栀子　荆芥　滑石　甘草

失下发斑者，此方主之。

失下者，肠胃燥实，当下而失于下也。失下则热无所泄而结于胃，胃主肌肉，故肌肉之间见红斑也。红者，火之色，热之炽也。方中有大黄、芒硝、甘草，乃伤寒门调胃承气汤也，所以泻肠胃之实热；加连翘、栀子、黄芩、薄荷，乃火门之凉膈散也，所以散胸膈之热邪。全方除芒硝、大黄，名曰双解散；解表有防风、麻黄、薄荷、荆芥、川芎；解里有石膏、滑石、黄芩、栀子、连翘；复有当归、芍药以和血；桔梗、白术、甘草以调气。营卫皆和，表里俱畅，故曰双解。本方名曰通圣散，极言其用之妙也。正考见中风门。

葛根橘皮汤

葛根　橘皮　杏仁　知母　麻黄　黄芩　甘草

冬月肌中斑烂，咳而心闷者，此方主之。

冬月腠理闭密，故用麻黄以发表；肌属阳明，故用葛根以解肌；咳为肺气不利，故用橘皮、杏仁以利气；闷为心膈有热，故用黄芩、知母以清热；辛甘发散为阳，故佐以甘草，且调诸药而和中也。

阳毒升麻汤

升麻半两　生犀角镑　麝香　黄芩炒　人参　甘草各二钱五分

伤寒吐、下后，狂言面赤，阳毒发斑者，此方主之。

吐、下后中气必虚，故用人参、甘草以补中；升麻、犀角寒而不滞，故为散斑之要药。佐以麝香，利气窍也。佐以黄芩，清阳毒也。

玄参升麻汤

玄参　升麻　甘草各等分

发斑咽痛者，此方主之。

升麻能散斑，甘草、玄参能清咽。散斑者取其辛温，谓辛能散而温不滞也。清咽者，取其甘苦，谓甘能缓而苦能降也。

消毒犀角饮子

牛蒡子六钱　荆芥二钱　防风三钱　甘草一钱

皮肤有斑疹，无里证者，此方主之。

辛甘发散为阳，故用防风、甘草；斑之为患，热药治之则血溢而益盛，寒药治之则血凝而不散，惟辛凉之药为宜，故用牛蒡、荆芥。无犀角而名犀角者，谓其功用同乎犀角也。

升麻葛根汤

升麻　葛根　白芍药　甘草

麻疹已出、未出，此方皆主之。

诸疹未出，升麻、葛根能出之；诸疹已出，升麻、葛根能散之；芍药和营，甘草和卫。

消风散

荆芥穗　炙甘草　陈皮　厚朴姜汤炒　藿香　蝉退　人参　白僵蚕炒　茯苓　防风　芎䓖　羌活

风热丹疹，此方主之。

风热则表实，实者宜散之，荆芥、芎䓖、防风、羌活皆辛散也。表实则里虚，虚者宜补之，人参、甘草、茯苓皆甘补也。风盛则气壅，厚朴所以下气，陈、藿所以泄气。风热生痰，治以僵蚕。表热留连，治以蝉退。

化斑汤

石膏　人参　知母　甘草

胃热发斑，脉虚者，此方主之。

胃热者，口燥烦渴也。胃主肌肉，故胃热则肌肉斑烂；脉虚者，壮火食气，而脉无力以充实也。惟其胃热，故用石膏之寒；惟其脉虚，故用人参之补；知母养其营，甘草养其卫。此方即人参白虎汤尔。

调中汤

苍术一钱半　陈皮　砂仁　藿香　甘草　芍药炒　桔梗　半夏　白芷　枳壳炒　羌活各一钱　川芎　麻黄　桂枝各五分

内伤、外感热而成斑者，此方主之。

内伤则里热，外感则表热，两热而无泄，故令斑烂。内伤者调其中，苍、陈、砂、藿、半、芍、枳、桔，皆调中药也；外感者疏其表，麻、桂、羌、芎、芷、草，皆疏表药也。表里治而斑自愈矣。

大建中汤

人参　黄芪炙　当归　芍药酒炒　桂心　甘草炙　半夏制　黑附子制

中气不足，无根失守之火，出于肌表而成斑者，此方主之。

此是汗、吐、下后之证。中气虚乏，则余邪无所归附，隐隐然见于肌表，其色淡红而不甚显为辨也。人参、黄芪所以补中，半夏、甘草所以调中，此皆建脾药也；复有当归、芍药之活血，则外溢之斑流而不滞；有桂心、附子之温中，则失位之火引而归原，此中营之帜一端，而失伍之师各就其列也。是方也，以附、桂、参、芪而治斑，法之变者也。医而未至于可以权，则不足以语此。

疟门第十

叙曰：疟之理难言矣。知五运六气、十四经络，始能粗知其证。知阴阳进退消长之理，然后知夫疟疾变迁之妙。苟非精研斯道，则所知者肤浅而已，一有问难，犹然袖手解颐。今考名方十八首，说证用药，可为初学之启蒙也。

麻黄羌活汤

麻黄去节　羌活　防风　甘草各三钱

疟发时，头疼，身热，脊强，脉浮者，名曰寒疟，此方主之。

寒热一日一发，间日一发，三日一发，皆名曰疟。此云头疼、身热、脊强、脉浮，皆太阳证也。太阳乃寒水所化，故《机要》名为寒疟。麻黄、羌活，太阳经之汗药也，故以为君；防风乃诸风药之卒徒，故以为佐；甘草能和诸药而兼解散，故以为使。是方乃攻实之剂，若临病用药，则血虚者宜加四物，气虚者宜加参、术，全在活法，不徒执也。

白芷汤

白芷二钱　知母　石膏各五钱

疟发时，目痛，鼻干，口渴，自汗，不得眠，脉长，有热无寒，或热多寒少者，名曰热疟，此方主之。

此条皆阳明证也，以其有热而无寒，或热多而寒少，故《机要》名为热疟。白芷所以解阳明之经，石膏所以清阳明之腑，知母所以养阳明之阴。虚者宜加人参。质实便燥者，此方不足与也，宜下之，用伤寒门大柴胡汤，后以本方调之。

小柴胡汤

柴胡去芦　黄芩炒　人参　甘草　半夏法制　生姜　大枣

疟发时，耳聋，胁痛，寒热往来，口苦，喜呕，脉弦者，名曰风疟，此方主之。

此条皆少阳证也，以少阳为甲木，在天为风，故《机要》名为风疟。柴胡、黄芩能和解少阳经之邪，半夏、生姜能散少阳经之呕，人参、甘草能补中气之虚，补中所以防邪之入里也。正考见伤寒门。

清脾饮

青皮去瓤，炒　厚朴姜汤炒　白术炒　黄芩炒　半夏制　柴胡去芦　茯苓去皮　草果　甘草

疟发时，热多寒少，口苦咽干，大小赤涩，脉来弦数者，此方主之。

此条皆太阴证也。太阴脾主湿，湿生痰，痰生热，故见上件诸证。脉来弦数，弦为痰饮，数为热也。方曰清脾者，非清凉之

谓，乃攻去其邪而脾部为之一清也。故青皮、厚朴清去脾部之痰，半夏、茯苓清去脾中之湿，柴胡、黄芩清去脾中之热，白术、甘草清去脾脏之虚，而草果仁又所以清膏粱之痰也。刘宗厚先生因草果仁之温热而讥焉，盖未达严用和氏之清矣。《机要》云：疟在三阴经，总谓之湿疟，当从太阴经论之。此言可谓知要。今即古方审择而用焉，则本方为切当矣。

麻黄杏子甘草石膏汤

麻黄去节，四两 杏仁去皮尖，五十枚 甘草二两 石膏半斤

《伤寒例》云：若脉阴阳俱盛，重感于寒者，变为温疟。温疟先热后寒，宜此方主之。

脉阴阳俱盛者，旧有热也；重感于寒者，新有寒也。凡疟寒热相搏，邪正分争，并于表，则阳实而阴虚，阴虚生内热，阳实生外热，中外皆热，故见其烦渴而身热，恶热莫任也；并于里，则阴实而阳虚，阳虚生外寒，阴实生内寒，中外皆寒，故见其鼓颔而战栗，恶寒莫任也；若其邪正分争，并之未尽，则寒热交集，鼓颔战栗，烦渴身热并至矣。此论常疟寒热之理也。温疟先热后寒者，以其先有旧热而后伤寒也。方中有麻黄、杏仁，可以解重感之寒；有石膏、甘草，可以解旧有之热。仲景主白虎加桂枝汤，亦良。

香薷汤

香薷二两 白扁豆 厚朴姜汁炒 茯神各一两 炙甘草半两

疟发时，独热无寒者，名曰瘅疟，当责之暑，宜此方主之。

暑，阳邪也。《内经》曰：脉虚身热，得之伤暑。又曰：因于暑，汗，烦则喘喝，静则多言，体若燔炭。故独热无寒之疟，责其因于暑也。香薷味薄而气清，能解表里之暑；扁豆味甘而性平，能解肠胃之暑；厚朴苦辛，破暑饮也；甘草性平，解暑毒

也。《易》曰：火就燥，则暑邪中人，先就于心，茯神之用，乃所以宁心耳。或问风亦阳邪也，瘅疟何以不责之风？余曰：风为少阳，又为厥阴，在六气犹未纯阳，若临证主方处治，辛热固不可用，如辛凉发散之剂，用之未为不可。此在医者潜心，初不必泥于一方也。

七枣汤

附子一枚，盐水煮，去皮脐　大枣七枚

疟发时，独寒无热，脉迟者，名曰牝疟，当责之寒，宜此方主之。

牝，阴也。王冰曰：益火之原，以消阴翳。故独寒无热之疟，用附子之辛以主之，佐以大枣七枚，取其能和附热，且引之入至阴耳。

蜀漆散

蜀漆烧去腥　云母烧二日夜　龙骨煅，各等分

共为末，于未发前浆水服下半钱。

此仲景治牝疟之方也，病原于顽痰症瘕者，此方主之。

牝，阴也，无阳之名。顽痰乃至阴所化，症瘕乃凝结之阴，故令人有寒无热。蜀漆、云母、龙骨，既经烧炼，则味涩而辛热，味涩可以固既脱之阳，辛热可以消固结之阴。仲景治火劫亡阳之证，于桂枝汤去芍药加蜀漆、龙骨辈，名曰救逆汤，是二物之为纯阳可知。云母烧二日夜，则寒性亦去而纯阳矣，宜仲景之用之也。

补中益气汤

人参一钱　升麻三分　甘草一钱　黄芪一钱五分　陈皮去白　当归　白术　柴胡各五分

疟疾经年不愈者，名曰痎疟，宜此方主之。

痎，老也。经年不愈，则气血皆虚，疟邪深入矣。气虚，则有参、芪、术、草以补气；血虚，则有当归以养血；疟邪深入，则有柴胡、升麻以升举之，邪气可渐出之表也。方内有陈皮，可以消痰泄气，能助升、柴而成功。若疟发于夜者，丹溪所谓入阴分、血分也，宜于本方倍入当归，或兼四物可也。正考见脾胃门，互考见虚损门。

柴胡去半夏加栝蒌根汤

柴胡八两　人参　黄芩　甘草各三两　栝蒌根四两　生姜二两　大枣十二枚

疟疾，微劳不任，经年不差，前后复发者，名曰劳疟，此方主之。

任事之劳，责之筋力。筋属肝，少阳胆则其腑也。方中有柴胡、黄芩，可以清少阳之邪热；有栝蒌根，可以生液养筋；有人参、甘草，可以补虚祛劳；有大枣、生姜，可以调荣益胃。又曰：参、草、姜、枣，胃家药也，散精于肝，淫气于筋，惟胃能之，故用此方以调劳疟。

柴 平 汤

柴胡　人参　半夏　陈皮　黄芩　甘草　厚朴　苍术　生姜　大枣

疟发时，一身尽痛，手足沉重，寒多热少，脉濡者，名曰湿疟，此方主之。

上件皆湿证也，故用小柴胡以和解表里，平胃散以健脾制湿。二方合而为一，故名曰柴平。小柴胡汤正考见伤寒门，平胃散正考见湿门。

红 丸 子

蓬莪术　京三棱醋煮一伏时，各二两　胡椒一两　阿魏二分，醋化　青皮三两

共为末，作丸矾红为衣。

疟疾，口亡五味，饮食腹痛膨胀者，名曰食疟，此方主之。

食疟者，食积成疟也。《内经》曰留者攻之，故用蓬术、三棱、阿魏以攻积；积之为患，气快则行，气滞则止，得热则行，得寒则结，故用青皮之辛以快气，胡椒之温以散结；复用矾红为衣者，假其土性以培脾胃云尔。

人参养胃汤

人参　茯苓　甘草　半夏　陈皮　苍术　厚朴　藿香　乌梅　草果

疟因饮食饥饱伤胃而成者，名曰胃疟，此方主之。

《内经》曰：阴之所生，本在五味；阴之五宫，伤在五味。故饥则胃气弱，而阴无所生；饱则胃气强，而五宫因以损，是饥饱皆足以伤胃也。胃伤则营卫虚而谷气乖，乖则争，争则邪正分，寒热作，而成疟矣。方中有人参、茯苓、甘草之甘，可以补胃之不足；有陈皮、苍术、厚朴之辛，可以平胃之有余；半夏之辛，可使醒脾；藿香之香，可使开胃；乌梅之酸，可使收阴；草果之温，可使消滞。

太无神术散

苍术泔浸　厚朴姜炒，各一两　陈皮三两，去白　藿香　石菖蒲　甘草炙，各一两五钱

疟疾，因感山岚瘴气，发时乍寒乍热，一身沉重者，名曰瘴疟，此方主之。

山岚瘴气，谷气也。《内经》曰：谷气通于脾，故此方主以治脾。苍术、厚朴，平脾家之敦阜也；陈皮、甘草，调脾家之虚实也；藿香、石蒲，开脾家之障碍也。经曰治病必求其本，此之谓也。正考见瘟疫门。

五神丸塞鼻法

东方：青黛五钱　麝香二分

西方：白矾五钱　白芷二钱

南方：官桂五钱　朱砂一钱

北方：巴豆四十九粒，去壳　黑豆三十六粒

中央：硫黄五钱　雄黄一钱

上件各依方位，以磁盘盛之，于五月初一日，虔诚安于本家侍奉神前，至初五日午时，共研为末，用五家粽角为丸，如梧桐子大，阴干，收贮听用。凡遇患疟之人，于疟发之日侵晨，用绵包裹塞于鼻中，男左、女右用之。

疟疾，一岁之中，长幼相似者，名曰疫疟，此法主之神良。

疫者，天地不正之气也。六位，胜复之气也。禽虫，吐毒之气也。大气之来，无人不受，壮者、逸者、居者则不病；怯者、劳者、出者遇之，则无形之气，由鼻而入，藏于分肉之间，与正气分争，则成疟矣。是方也，位按五方，药按五色，气按五气，味按五味，月按五月，日按五日，粽用五家，此医流而兼阴阳家之识也。故疟邪入于肝，则青黛之凉可以清肝，麝香之臊可使直达；疟邪入于肺，则白芷之辛可以泻肺，矾石之腥可以清燥；疟邪干于心，则丹砂之重可以镇心，官桂之焦可以益火；疟邪干于肾，则黑豆甘咸可以益肾，巴豆之腐可以泻邪；疟邪干于脾，则硫黄之温可使建中，雄黄之悍可使辟秽。以疫气无形，由鼻而入，故亦就鼻而塞之。塞其一窍，露其一窍者，围师必缺之道也。修剂之期，必于五者，病原于阴阳不正之气，故亦以阴阳之理胜之。盖曰五者，中宫甲己之数，南面之政也，诸气之变，虽有胜复、亢制之殊，要皆北面而臣，守位秉命之道也，故率以五数修剂焉。

三 解 汤

麻黄去节　柴胡去芦　泽泻各三钱

此治疟之套剂也，时行之疟，长幼相似者，主之神良。

病有三在：在表、在里、在半表半里也。人在气交之中，鼻受无形之气，藏于分肉之间，邪正分争，并于表则在表，并于里则在里，未有所并，则在半表半里。是方也，麻黄之辛，能散表邪，由汗而泄；泽泻之咸，能引里邪，由溺而泄；柴胡之温，能使半表半里之邪，由中以解。则病之三在，此方率治之矣。虽然，此方但可以泻实耳，虚者犹当辨其气血而补之，所谓虚者十补，勿一泻也。

截疟七宝饮

常山　厚朴　青皮　陈皮　甘草　槟榔　草果等分

先期用水、酒各一钟煎熟，以丝绵裹之，露一宿，于当发之早温服。

疟疾三四发后，寸口脉来弦滑浮大者，此方吐之。

三四发后，可截之时也。脉弦为饮，滑为实，浮为表，大为阳，故在可吐。师云：无痰不作疟。疟痰为患，常山善吐，槟榔善坠，草果善消，厚朴、青皮亦理气行痰之要药；陈皮、甘草乃消痰调胃之上材也。是方也，惟脉来浮大弦滑者可用，若脉来沉涩细微者，与之则逆矣。慎之！

鳖 甲 煎 丸

鳖甲十三片　蜂窠四分，炙　蜣螂炙　柴胡各六分　乌羽　瞿麦

桃仁　干姜各二分　牡丹皮　芍药　䗪虫各五分　赤硝十二分　黄芩　鼠妇炙　桂枝　石韦去毛　厚朴　紫葳　阿胶炒　大黄各三分　葶苈熬　半夏　人参各一分

上二十三味，取煅灶下灰一斗，清酒一斛五斗，浸灰，候酒尽一半，着鳖甲于中，煮令泛烂如胶漆，绞取汁，内诸药煎，为丸如梧子大。空心服七丸，日三。

疟疾久不愈，内结癥瘕，欲成劳瘵者，名曰疟母，此丸主之。

凡疟疾寒热，皆是邪气与正气分争，久之不愈，则邪正之气结而不散，按之有形，名曰疟母。始虽邪正二气，及其固结之久，则顽痰、死血皆有之矣。然其为患，或在肠胃之中，或薄肠胃之外，不易攻去，仲景公先取灰酒，便是妙处。盖灰从火化，能消万物，今人取十灰膏以作烂药，其性可知；渍之以酒，取其善行。若鳖甲、鼠妇、䗪虫、蜣螂、蜂窠者，皆善攻结而有小毒，以其为血气之属，用之以攻血气之凝结，同气相求，功成易易耳。乃柴胡、厚朴、半夏，皆所以散结气；而桂枝、丹皮、桃仁，皆所以破滞血；水谷之气结，则大黄、葶苈、石韦、瞿麦可以平之；寒热之气交，则干姜、黄芩可以调之。人参者，所以固元于克伐之场；阿胶、芍药者，所以养阴于峻厉之队也。乌羽、赤消、紫盛，隋唐医哲，皆不知之，故以乌羽作乌扇，赤消更海藻，紫盛更紫葳、紫菀。今详四物，亦皆攻顽散结之品，更之未为不可，然依旧本，仍录乌羽、赤消、紫盛者，不欲遽然去之，盖曰爱礼存羊云尔！

痢门第十一

叙曰：始痢宜下，夫人之所共知也；久痢宜补，亦夫人之所共知也。至如二阳合病皆下痢，太阳、阳明合病自下痢者宜发汗，太阳、少阳合病自下痢者宜和解，阳明、少阳合病自下痢者宜攻里，非得伤寒之玄关者，不足以语此也。今考十方于后，大都口耳之见而已。

芍药汤加芒硝方

白芍药二钱　当归尾　黄连　黄芩各一钱　木香不见火　桂心　槟榔　甘草各五分　大黄七分　芒硝一钱

痢疾便脓血，里急后重者，此方主之。

痢，滞下也。患痢大都责于湿热，热伤气，故下白；热伤血，故下赤；热伤大肠，则大肠燥涩，故里急后重。河间云：行血则便脓自愈，故用归、芍、硝、黄以行血；和气则后重自除，故用木香、槟榔、甘草以和气；苦能坚肠，寒能胜热，故用芩、连厚肠胃而去热；有假其气，则无禁也，故假桂心之辛热为反佐。

桃仁承气汤

桃仁廿五枚，去皮尖　桂枝七分，炒　大黄五钱，酒浸　芒硝五钱　甘草二钱

痢疾初起，质实者，此方主之。若初间失下，反用固涩之药，以致邪热内蓄，血不得行，腹痛欲死者，急以此方主之。

《内经》曰：通因通用；又曰：暴者夺之。故用大黄、芒硝之咸寒以荡涤邪热；用桃仁之苦以逐败血；甘草之甘以调胃气。乃桂枝则辛热物也，用之者何？经曰：微者逆之，甚者从之，故用其引大黄、芒硝直达瘀热之巢穴，乃向导之兵也。

清 六 丸

滑石六两　甘草一两　红曲五钱

血痢者，此方主之。

滑石能清六腑之热，甘草能调六腑之气，红曲能和六腑之血。

温 六 丸

滑石六两　甘草一两　干姜五钱

姜汁为丸。

白痢者，此方主之。

白痢为寒，中世之谬论也。刘守真氏出，始以白痢责之热伤气，可谓开发群蒙。是方也，滑石寒而淡，寒则能除六腑之热，淡则能利六腑之湿；甘草得天地冲和之气，故性平而调六腑；干姜得天地正义之气，故入气而辟湿邪。又曰干姜性温，可使从治，经曰佐以所利，是故用之。

香 连 丸

黄连二十两，吴茱萸汤润过炒　木香四两八钱，不见火

治噤口痢，加石莲肉八两。

下痢赤白相杂，里急后重者，此方主之。

黄连苦而燥，苦能胜热，燥能胜湿；木香辛而苦，辛能开滞，苦能泻实；石莲肉味苦而厚，为阴中之阴，故能破噤口痢之结热。经曰有余者折之，此之谓也。

木香槟榔丸

木香　槟榔　青皮去瓤，炒　陈皮去白　枳壳去瓤，麸炒　黄柏炒　丑末　莪术醋煮　三棱醋煮　当归酒洗　香附　黄芩酒炒　大黄酒浸　黄连吴茱萸汤润过炒

水丸梧子大，每服五六十丸。

痢疾初作，里急后重，肠胃中有积滞者，此丸主之。

《内经》曰湿淫所胜，平以苦热，故用木香；热者寒之，故

用黄连、黄芩、黄柏；抑者散之，故用青、陈、香附；强者泻之，故用大黄、丑末；逸者行之，故用槟榔、枳壳；留者攻之，故用莪术、三棱；燥者濡之，故用当归。是方也，惟质实者堪与之，虚者非所宜也，故曰虚者十补，勿一泻之。

败　毒　散

羌活　独活　柴胡　前胡　川芎　人参　茯苓　枳壳　桔梗　甘草等分

痢疾表热里虚者，此方主之。

皮肤受外感之邪，则表实而里虚。表实则发热，故用羌活、独活、柴胡、前胡、川芎以解表；里虚则痢不禁，故用人参、甘草、茯苓以补里。桔梗可以理气，枳壳可以破滞。昔人立此方非以治痢，而医者善用，则取之左右逢其源矣。仲景以葛根汤治太阳、阳明合病自痢，亦是妙处。举此一例，余可类推。

清暑益气汤

人参去芦　白术炒　陈皮去白　神曲炒　泽泻各五分　黄芪炙　苍术制　升麻各一钱　麦门冬去心　当归酒洗　黄柏炒　甘草炙，各二分　五味子九粒　青皮麸炒　干葛各二分

痢疾已愈，元气虚弱，暑令尚在者，此方主之。

痢疾已愈，则不当用行血理气之物矣。中气虚弱，理宜补之，参、芪、归、术、甘草，皆补虚也；暑令尚在，法宜清之，麦冬、五味，皆清药也；黄柏、泽泻，可以养阴水；升麻、干葛，可以散暑邪；青、陈、苍、曲，可以消滞气。正考见暑门。

十全大补汤

人参　白术炒　白芍药炒　茯苓去皮　黄芪炙　当归　甘草炙　熟地黄　川芎各一钱　桂心二分

痢疾已愈，气血大虚者，此方主之。

大虚者必大补，故用人参、黄芪、白术、茯苓、甘草以补气；用当归、川芎、芍药、地黄、桂心以补血。

真人养脏汤

人参 白术炒 白芍药炒 肉桂炒 诃子面裹煨 粟壳 甘草炒 木香不见火 肉豆蔻面裹煨

下痢日久，赤白已尽，虚寒脱肛者，此方主之。

甘可以补虚，故用人参、白术、甘草；温可以养脏，故用肉桂、豆蔻、木香；酸可以收敛，故用芍药；涩可以固脱，故用粟壳、诃子。是方也，但可以治虚寒气弱之脱肛耳。若大便燥结，努力脱肛者，则属热而非寒矣，此方不中与也；与之则病益甚。

泄泻门第十二

叙曰：泄泻似乎易识，一遇盘根错节，良手犹难之。所以然者，脾为万物之母，泄泻能坏人之母气故也。今考名方十五首，用之者宜变通焉。

白术茯苓汤

白术土炒 白茯苓去皮，各七钱五分

脾胃虚弱，不能克制水谷，湿盛作泻者，此方主之。

脾胃者，土也。土虚则不能四布津液，水谷常留于胃而生湿矣。经曰：湿盛则濡泻，故知水泻之疾，原于湿也。白术甘温而燥，甘则入脾，燥则胜湿；茯苓甘温而淡，温则益脾，淡则渗湿，土旺湿衰，泻斯止矣。戴氏云：水泻腹不痛者为湿，痛者为食积。河间云：泻而水谷变色者为热；水谷不变色，澄澈清冷者为寒。皆妙论也。若肛门燥涩，小便黄赤，则水谷虽不变，犹为热也。此由火性急速，食下即出，无容变化，仲景所谓邪热不杀谷是也，兹在临证精察，而加药物之所宜者尔。

胃苓汤

苍术　厚朴　陈皮　甘草　白术　茯苓　猪苓　泽泻　桂

此方亦治湿盛泄泻者也。

苍术、厚朴、陈皮、甘草，平胃散也，所以燥湿；白术、茯苓、猪苓、泽泻、桂，五苓散也，所以利湿。脾胃强健者，宜主此方；怯弱者，宜主前方。白术茯苓汤、平胃散正考见湿门，五苓散正考见伤寒门。

益黄散

丁香面煨　木香　青皮炒　陈皮　诃子面裹微煨

胃寒，泄泻脉迟者，此方主之。

肠胃热，则大便燥结；肠胃寒，则洞泄不禁，大都然也，脉迟验其为寒。是方也，二香之辛热，所以温中；二皮之辛利，所以快脾；诃子之固涩，所以止泻。

升阳除湿防风汤

苍术四钱，制　防风二钱　白术　茯苓　芍药各一钱

泄泻头痛者，此方主之。

阳陷于下，则成飧泄；湿犯于上，则令头痛，此清浊倒置而然也。风能胜湿，故用防风；燥能制湿，故用二术；淡能利湿，故用茯苓；土病木乘，故用芍药。又曰：久风入中，则为肠风飧泄，故用防风；伐肝疏脾，非酸不可，故用芍药。

钱氏白术散

人参　白术　茯苓　甘草　木香　藿香　干葛

脾虚肌热，泄泻者，此方主之。

脾虚者，补之以甘，故用人参、白术、茯苓、甘草；肌热者，疗之以清，故解以葛根；脾困者，醒之以香，故佐以藿、木。

戊己丸

黄连十两　吴茱萸泡　白芍药炒，各二两

脾胃热泻不止者，此方主之。

热泻者，粪色黄褐，肛门敛涩也。苦从火化，火能生土，故用黄连厚肠胃而益土；臊酸从木化，木能疏土，故茱萸辛臊，能疏亢盛之肝，芍药味酸，能泻土中之木。戊为胃土，己为脾土，用是方以调脾胃，故曰戊己丸。

诃梨勒散

诃子仁　肉豆蔻面裹煨　青皮各四两　附子一两　肉桂五钱

肠胃虚寒，滑泄腹痛者，此方主之。

虚寒者，中气虚而生内寒也；滑泄者，土虚不足以防水也；腹痛者，湿淫而木气抑也。寒者温之，故用附子、肉桂；滑者涩之，故用诃子、肉蔻；抑者疏之，故用青皮。

浆水散

半夏一两，制　甘草炙　附子　肉桂　干姜各五钱　良姜二钱五分

每服三钱。

水泻澄澈清冷者，此方主之。

浆水者，泻利浆水而澄澈也。河间云：水液澄澈清冷，皆属于寒。寒者温之，故是方率用辛温之剂。析而论之，半夏、炙草，可使健脾，脾健则能防水矣；干姜、附子，可使回阳，阳回

则气上升矣；良姜、肉桂，可使化气，气化则能泌别清浊矣。

刘草窗痛泻要方

炒白术三两　炒芍药二两　防风一两　炒陈皮一两半

痛泻不止者，此方主之。

泻责之脾，痛责之肝；肝责之实，脾责之虚。脾虚肝实，故令痛泻。是方也，炒术所以健脾，炒芍所以泻肝，炒陈所以醒脾，防风所以散肝。或问痛泻何以不责之伤食？余曰：伤食腹痛，得泻便减，今泻而痛不止，故责之土败木贼也。

五味子散

五味子二两，炒香　吴茱萸五钱，炒

共为末，每服二钱。

肾虚，子后泄泻者，此方主之。

肾主二便，开窍于二阴，受时于亥子，肾脏虚衰，故令子后常作泄泻。五味子有酸收固涩之性，炒香则益肠胃；吴茱萸有温中暖下之能，炒焦则益命门。命门火旺，可以生土，土生则泄泻自止；酸收固涩，可以生津，津生则肾液不虚。

椒附丸

椒红炒　桑螵蛸炙　龙骨火煅存性　山茱萸炒　附子炮　鹿茸酒蒸，焙

肾脏虚寒，大便滑泻者，此方主之。

虚者，肾精不足也；寒者，命门火衰也。肾主二便，肾脏虚寒则不能禁固，故令大便滑泻。味厚为阴中之阴，故用山茱萸、鹿茸以益肾家之阴；辛热为阳中之阳，故用椒红、附子以壮命门之火；味涩可以固脱，故用螵蛸、龙骨以治滑泻之脱。

二 神 丸

破故纸四两，炒　肉豆蔻二两，煨

枣肉为丸。

脾肾二脏俱虚，泄泻不止者，此方主之。

脾主水谷，肾主二便，脾弱则不能消磨水谷，肾虚则不能禁固二便，故令泄泻不止。肉豆蔻辛温而涩，温能益脾，涩能止泻；破故纸味辛而温，辛则散邪，温则暖肾，脾肾不虚不寒，则泄泻止矣。

补中益气汤去当归方

人参　甘草炙，各一钱　升麻三分　黄芪炙，一钱五分　白术炒　陈皮去白　柴胡各五分

滑泻痞闷者，此方主之。

《内经》曰：清气在下，则生飧泄；浊气在上，则生䐜胀。病由中气不足，而不能升清降浊故耳！是方也，有人参、黄芪、甘草、白术，所以补中；有陈皮，所以利气；有柴胡、升麻，所以升举陷下之阳，清阳升则浊阴自降。浊降则痞闷自除，清升则飧泄自止。去当归者，恶其滑利，而非飧泄所宜也，若西北高燥之区，则不必去矣。

青州白丸子

半夏七两　南星　白附子各三两　川乌去皮脐，五钱

共为末，水中浸数日为丸。

痰积，滑泄不止者，此方主之。

肥人滑泄责之痰，脉滑不调责之痰，不食不饥责之痰，昔肥今瘦责之痰。痰之为物，湿土所化，故用半夏、南星以燥之；白附微温，能治风痰；川乌辛热，能攻痰积。

木香豆蔻丸

青木香　肉豆蔻

枣肉为丸，每下梧子大二十丸。

《稽神录》云：江南司农少卿崔万安，常苦脾泄困甚，家人为之祷于后土祠，万安梦一妇人，簪珥珠履，授以此方，如其言服之而愈。昆谓青木香能伐肝，肉豆蔻能温中，枣肉能健脾。久泄脾虚，中气必寒，肝木必乘其虚而克制之，此方之用，宜其效也。

秘结门第十三

叙曰：秘结，燥证也。然有火燥，有风燥，有水竭之燥，有血虚之燥。从容养血清燥为上手，急遽攻下通肠为下手。今考方药六条，古人之医法见矣。

润肠丸即脾约丸

麻仁十两，入百沸汤内泡浸一宿，次日曝干，砻之，粒粒皆完　大黄四两，酒蒸　杏仁一两二钱，去皮尖，炒　芍药酒炒　枳实麸炒　厚朴姜汁炒，各三两

胃强脾弱，不能四布津液濡润大肠，后便燥结者，此方主之。

润可以去燥，麻仁、杏仁、芍药是也；苦可以胜燥，枳实、厚朴、大黄是也。

润燥汤

熟地黄　当归梢　大黄酒浸，煨　桃仁去皮尖　生甘草　麻仁各一钱　红花五分　生地黄　升麻各二分

大肠燥结，便出坚黑者，此方主之。

大肠得血则润，亡血则燥，故用熟地、当归以养血；初燥动血，久燥血瘀，故用桃仁、红花以去瘀。麻仁所以润肠，大黄所以通燥，血热则凉以生地黄，气热则凉以生甘草，微入升麻，消风热也。

通　幽　汤

生地黄　熟地黄　当归梢　大黄酒浸，煨　桃仁泥　红花　升麻

结燥腹痛者，此方主之。

此即前方润燥汤去生甘草、麻仁也。胃之下口，名曰幽门。此方服之，可以通其留滞，故曰通幽。大便燥结，升降不通，故令腹痛。燥者濡之，生地、熟地，皆濡物也；逸者行之，大黄、归梢，皆行物也；留者攻之，桃仁、红花，皆攻物也；抑者散之，升麻之用，散抑郁也。

大　补　丸

黄柏一味，炒褐色，为末作丸。

大便燥结，睡中口渴者，此方主之。

肾主五液，肾水一亏，则五液皆涸，故上见口渴，下见燥结也。黄柏味苦而厚，质润而濡，为阴中之阴，故能滋少阴、补肾水。此经所谓燥者濡之，又谓之滋其化源也。他如六味地黄丸、虎潜丸，皆益肾之药，均可选用。二方见虚损门。

玄明粉散

玄明粉三钱　当归尾五钱

煎汤调服。

血热便秘者，此方主之。

玄明粉咸寒，取其软坚；当归尾辛利，取其破血。此攻下之剂也，宜量人之虚实而用之。

导法

燥在广肠，欲其速出，气弱不能传送而出者，宜用蜜煎导法，或猪胆导法。二法皆见伤寒门。

霍乱门第十四

叙曰：霍乱有阴阳二证，夫人共知之。若霍乱未显之时，及霍乱始定之际，医者不察，而以逆剂左之；病者不识，而以腻食啖之，则死道也。今考古方八首以治霍乱，大都喜通而恶塞尔。

理中丸

人参　白术炒　干姜炒　甘草炙，各二两

共为末，蜜丸如鸡黄大，每服一丸，沸汤和下。

寒犯太阴，腹痛，吐泻，霍乱，寒多不饮水者，此方主之。

寒犯太阴脾藏，非止外感之寒径中太阴，凡吞寒饮冷，皆是寒气塞于中宫。中、下二焦之阳不得宣发，则乖隔而腹痛，而吐泻，而霍乱也。霍乱与吐泻有别，乃吐泻之久，亡其津液，手足抽掣而挥霍，眼目旋视而了乱也。寒者温之，故用干姜之辛热；邪之凑也，其气必虚，故用人参、白术、甘草之温补。

五苓散

茯苓　猪苓　白术各十八铢　泽泻一两六铢　桂半两

霍乱热多欲饮水者，阳邪也，此方主之。

邪在上焦则吐，邪在下焦则泻，邪在中焦则既吐且泻，名曰霍乱。霍乱责之里邪，里邪责之水谷。是方也，桂能建中，术能安谷，茯苓、猪苓、泽泻能安水。水谷得其安，则霍乱自止矣。此五苓治霍乱之意也。正考见伤寒门。

回 生 散

陈皮去白　藿香各五钱　为末。

中气不和，吐泻霍乱者，此方主之。

中气者，脾气也，喜疏利而恶闭塞，喜香窜而恶腐秽，故用陈皮之辛以醒之，藿香之窜以开之。

冷香饮子

草果仁三两　附子一两　橘红一两　甘草五钱

姜煎冷服。

夏月饮食，杂以水果、寒冰之物食之，胸腹大痛，霍乱者，此方主之。

肉食得冰寒、水果而冷，冰寒、水果因肉食而滞，由是填塞至阴，乖隔而成霍乱。草果辛温，善消肉食；附子辛热，能散沉寒；橘红之辛，可调中气；甘草之温，堪以益脾。而必冷服者，假其冷以从治，《内经》所谓必伏其所主，而先其所因也。

华佗危病方

吴茱萸　木瓜　食盐各一钱

夏月过用水果，填塞至阴，抑遏肝气，霍乱转筋者，此方主之。

水果得食盐，则收敛而不为患；肝部得茱萸，则疏利而不为抑；转筋得木瓜；则筋舒而不复痛。

六 和 汤

砂仁　半夏　杏仁　人参　甘草各一两　厚朴　木瓜　藿香

白术 白扁豆 赤茯苓各二两

夏月饮食后，六腑不和，霍乱转筋者，此方主之。

六和者，和六腑也。食饮为患，和以砂仁；夹涎吐逆，和以半夏；膈气不利，和以杏仁；胃虚不调，和以参、术；中气不快，和以藿香；伏暑伤脾，和以扁、朴；转筋为患，和以木瓜；三焦蓄热，和以赤苓；气逆急吐，和以甘草。正考见暑门。

藿香正气散

藿香三钱 白术炒 厚朴姜汤炒 茯苓 紫苏 半夏制 大腹皮净洗 桔梗 陈皮去白 甘草炙 白芷各一钱

内伤、外感而成霍乱者，此方主之。

内伤者调其中，藿香、白术、茯苓、陈皮、甘草、半夏、厚朴、桔梗、大腹皮，皆调中药也，调中则能正气于内矣。外感者疏其表，紫苏、白芷，疏表药也，疏表则能正气于外矣。若使表无风寒，二物亦能发越脾气，故曰正气。

《三因》吐法

烧盐十两

热饮十五升，三饮而三吐之。

欲吐不得吐，欲泻不得泻，腹中大痛者，名曰干霍乱，令人暴死，急以此方探吐之。

盐，咸物也，多则苦矣。经曰咸能软坚，故可以开宿食顽痰；苦能涌泄，故探之则易吐矣。此法能回生起死，幸勿轻而忽之。

痰门第十五

叙曰：痰证显于外，夫人之所易知也；痰涎隐于内，而怪证百出，夫人之所难知也。显于外者，只依常法调理而治；隐于内者，非控涎丹、神祐丸，与夫倒仓之法，不能空其巢穴也。今考古方十一首以治痰，变而通之，存乎人耳！

二陈汤

半夏制　陈皮去白　茯苓去皮，各一钱五分　甘草炙，七分

湿痰为患，此方主之。

湿痰者，痰之原生于湿也。水饮入胃，无非湿化，脾弱不能克制，停于膈间，中、下二焦之气熏蒸稠粘，稀则曰饮，稠则曰痰，痰生于湿，故曰湿痰也。是方也，半夏辛热能燥湿，茯苓甘淡能渗湿，湿去则痰无由以生，所谓治病必求其本也。陈皮辛温能利气，甘草甘平能益脾，益脾则土足以制湿，利气则痰无能留滞，益脾治其本，利气治其标也。又曰：有痰而渴，半夏非宜，宜去半夏之燥，而易贝母、栝蒌之润。余曰：尤有诀焉，渴而喜饮水者，宜易之；渴而不能饮水者，虽渴犹宜半夏也。此湿为本，热为标，故见口渴，所谓湿极而兼胜己之化，实非真象也，惟明者知之。气弱加人参、白术，名六君子汤。

千缗汤

半夏七枚　皂角一寸，炙　甘草一寸，炙

痰涎上涌，喉中有声，不渴者，此方主之。

湿土生痰，故用半夏以燥湿；气塞则痰滞，故用皂角以利气；肺苦气上逆，故用甘草以缓急。又甘草能益脾，皂角能去垢，半夏能破逆。曰千缗者，重其效也。

导痰汤

半夏四钱，制　陈皮去白　枳壳麸炒　胆南星　赤茯苓　炙甘草各一钱

风痰涌盛者，此方主之。

风痰者，湿土生痰，痰生热，热生风也。半夏、陈皮、茯苓、甘草，前之二陈汤耳。加南星以治风痰；入枳壳，去痰如倒壁。

九蒸苍术散

苍术一味，九蒸九晒，为极细末，每服浆水调下一钱。

湿痰腹痛者，此方主之。

湿痰腹痛，是土实也。经曰：土欲实，木当平之。苍术九蒸九晒，则其气轻清而薄，风木胜湿之品也，故治湿痰腹痛神良。

三子养亲汤

紫苏子沉水者　白芥子　萝卜子各三钱

年高痰盛气实者，此方主之。

痰不自动也，因气而动，故气上则痰上，气下则痰下，气行则痰行，气滞则痰滞。是方也，卜子能耗气，苏子能降气，芥子能利气。气耗则邪不实，气降则痰不逆，气利则膈自宽，奚痰患之有？飞霞子此方，为人子事亲者设也。虽然，治痰先理气，此治标之论耳，终不若二陈有健脾去湿治本之妙也。但气实之证，则养亲汤亦径捷之方矣。

润下丸

陈皮一斤，去白，盐水洗　甘草二两，炙

共为末作丸。

上而痰吐，下而痰泻，此方皆良。

陈皮有消痰泄气之功；食盐具咸能润下之性；甘草有和药调中之妙，炙之有健脾益胃之能。丹溪翁微加星、夏者，燥其生痰之源；微加芩、连者，扑其动痰之焰。

顺气消食化痰丸

制半夏　胆南星各三斤　神曲炒　杏仁去皮尖　陈皮去白　萝卜子生用　葛根　山楂肉炒　青皮去瓤，炒　苏子沉水者　香附制　麦芽各一两

饮食生痰，胸膈膨闷者，此方主之。

星、夏之辛，能燥湿痰；葛根之清，能解酒热；山楂、麦芽、神曲之消，能疗饮食之痰；青皮、陈皮、苏子、杏仁、卜子、香附之利，能行气滞之痰。痰去，则胸膈之膨闷亦去矣。

青州白丸子

半夏七两　南星　白附子各三两　川乌去皮脐，五钱

共为末，浸水数日为丸。

湿痰作眩者，此方主之。

痰之生也，由于湿，故用半夏、南星之燥；痰之滞也，本于寒，故用乌头、白附之温。浸以数日，杀其毒也。

清气化痰丸

陈皮去白　杏仁去皮尖　枳实麸炒　黄芩酒炒　瓜蒌仁去油　茯苓各一两　胆南星　制半夏各一两半

姜汁为丸。

此痰火通用之方也。

气之不清，痰之故也，能治其痰，则气清矣。是方也，星、夏所以燥痰湿，杏、陈所以利痰滞，枳实所以攻痰积，黄芩所以消痰热，茯苓之用，渗痰湿也；若瓜蒌者，则下气利痰云尔。

指迷茯苓丸

半夏二两，制　茯苓一两　风化硝二钱五分　枳壳五钱

姜汁糊丸。

中脘停痰伏饮者，此方主之。

半夏燥湿，茯苓渗湿，湿去则饮不生；枳壳削坚，化硝软坚，坚去则痰不固。

滚 痰 丸

大黄酒蒸　黄芩去朽，各半斤　礞石硝煅黄金色，一两　沉香五钱

共为丸。

实热老痰，此方主之。

大黄能推荡，黄芩能去热，沉香能下气，礞石能坠痰。是方乃攻击之剂，必有实热者始可用之，若与虚寒之人，则非宜矣。又礞石由焰硝煅炼，必陈久为妙，若新煅火毒未除，则不宜服。

控 涎 丹

甘遂去心　紫大戟去皮　真白芥子各等分

痰涎在心膈上下，使人胸背、手足、颈项、腰膝引痛，手足冷痹，气脉不通者，此方主之。

甘遂直达涎结之处，大戟能攻胸胁之涎，芥子能散支痛之饮，此攻痰之厉剂也。又曰：惊痰加朱砂；痛者加全蝎；酒痰加雄黄、全蝎；惊气成块者，加穿山甲、鳖甲、玄胡索、蓬莪术；臂痛，加木鳖霜、桂心；痰热加盆硝；寒痰加丁香、胡椒、肉桂。因其病证而药加焉，兵政之便宜也。

三花神祐丸

甘遂面裹煨　大戟拌湿炒　芫花各半两，炒　轻粉一分　大黄一两　黑丑二两，取头末

前药为末，滴水为丸，如小豆大。初服五丸，每服加五丸，温水下，日三服，以利为度。服后痞闷极甚者，此痰涎壅塞，顿

攻不开，转加痛闷，即初服三丸，每加二丸，至快利即止。

痰饮变生诸病，风热郁燥，肢体麻痹，走注疼痛，痰嗽，气血壅滞，不得宣通，人壮气实者，此方主之。

甘遂能达痰涎窠匿之处，大戟、芫花能下十二经之饮，黑丑亦逐饮之物，大黄乃推荡之剂，佐以轻粉者，取其无窍不入，且逐风痰积热，而解诸药之辛烈耳。此大毒类聚为丸，善用之，则能定祸乱于升平；不善用之，则虚人真气。慎之。

哮喘门第十六

叙曰：膈有胶固之痰，外有非时之感，内有壅塞之气，然后令人哮喘。能温之、汗之、吐之，皆是良法。若逡巡调理，则虚喘宜之；人而羸瘦气弱，则宜灸其背腧。今考古方七首，而哮喘之大目可知矣。

麻 黄 汤

麻黄去节，三钱　桂枝洗净，二钱　杏仁去皮尖，七枚　甘草一钱

肺部原有风痰，背腧复感寒邪而成哮喘者，此方主之。

背腧者，背间之腧穴，主输脏气者也。一受风寒，则脏气为寒邪所闭，不得宣越，故作哮喘。麻黄之辛，能开腠散寒；桂枝之温，能解肌疏表；杏仁微辛，入肺利气；甘草甘平，调中发散。

瓜 蒂 散

甜瓜蒂七枚，为末

大豆煎汤调下五分。

凡病齁船，气塞不通者，此方三吐之。

苦能涌泄，故用瓜蒂以吐之；甘能调胃，故用大豆以和之。

定 喘 汤

白果二十一枚，炒黄色　黄芩炒　杏仁去皮尖，各一钱五分　桑白皮五钱，蜜炙　苏子二钱　甘草一钱　麻黄去节　半夏法制　款冬花各三钱

肺虚感寒，气逆膈热，作哮喘者，此方主之。

声粗者为哮，外感有余之疾也，宜用表药；气促者为喘，肺虚不足之证也，宜用里药。寒束于表，阳气不得泄越，故上逆；气并于膈，为阳中之阳，故令热。是方也，麻黄、杏仁、甘草，辛甘发散之物也，可以疏表而定哮；白果、款花、桑皮，清金保肺之物也，可以安里而定喘；苏子能降气，半夏能散逆，黄芩能去热。

五 味 子 汤

五味子半两，炒　人参去芦　麦门冬去心　杏仁去皮尖　陈皮去白　生姜各二钱

肺虚作喘，脉大者，此方主之。

喘则气耗，五味子所以收之；虚则喘促，人参所以补之；肺喜润，故用麦冬、杏仁；气喜利，故用陈皮、生姜。

附子理中汤

人参　甘草炙　附子制　干姜炒　白术炒，各一钱

脾肺虚寒，痰涎壅塞，少有动作，喘嗽频促，脉来迟细者，此方主之。

此证为虚而脉为寒也。虚则宜补，参、术、甘草所以补虚；寒则宜温，干姜、附子所以温寒。

六 君 子 汤

人参　白术　茯苓　甘草　半夏　陈皮

气虚痰喘者，此方主之。

气壮则痰行，气虚则痰滞。痰遮气道，故令人喘。甘者可以补气，参、苓、术、草，皆甘物也；辛者可以治痰，半夏、陈皮，皆辛物也。用甘则气不虚，用辛则痰不滞，气利痰行，胡喘之有？或恶人参之补而去之，此不知虚实之妙者也。

久喘良方

用青皮一枚，展开去瓤，入江子①一个，将麻线系定，火上烧尽烟，留性为末，生姜汁和酒一杯，呷服之。

《名医录》云：李翰林，天台人，有莫生患喘病求医。李云：病日久矣，我与治之。乃用前方，过口便定，实神方也！昆谓久喘者，肺分有顽痰结气，青皮能破气，江子能攻痰，然其性悍厉，善于走下耳，未可以疗上部也。今用烧灰存性，则大毒已去，所存者几希耳，新烧火性炎上，可使成功于膈；佐之以姜汁，则顽痰易利；行之以酒，则无所不之。姜、酒既行，二物善降，久喘之患，可使愈于一旦，非良方而何？

咳嗽门第十七

叙曰：新咳易愈，久咳难愈。所以难愈者，病邪传变而深入也。经曰：五脏六腑，皆令人咳，非独肺也。是受邪之原亦多矣，岂可以易与乎？今考十五方，率举其大耳！至于诸邪杂揉，则轻重标本，在人心权度而已，乌能编简尽耶？

消风百解散

荆芥　麻黄去节　陈皮去白　苍术泔浸七日　白芷　甘草等分

---

① 江子："巴豆"的异名。见于《瑞竹堂经验方》。

伤风咳嗽者，此方主之。

有头疼发热，鼻塞声重者，伤风咳嗽也。伤风宜解肌，咳嗽宜利气。荆芥、白芷、麻黄，可以解肌；陈皮、苍术、甘草，可以利气。经曰：辛甘发散为阳。夫六物皆辛甘，则皆解散矣。然能解散，便能利气；能利气，便能解散。其理恒相通者也。

金沸草散

前胡　旋覆花各一两　赤芍药炒　甘草各一钱　半夏五钱，制　荆芥穗一两半　赤茯苓六钱半

因风咳嗽生痰者，此方主之。

风盛则气壅，气壅则痰上，痰上则咳嗽。前胡、旋覆，治风而兼行痰；荆芥、甘草，消风而兼利气，半夏治痰，兼破气逆；赤芍调荣，兼能制急；茯苓用赤，入丙丁也。

五苓散

茯苓　猪苓　泽泻　白术　桂心

水寒射肺而成咳者，此方主之。

上焦有火，渴欲凉水，水为火格，不得润下，停留于膈，水寒射肺，故令人咳。淡足以渗水，故用茯苓、猪苓、泽泻、白术；辛温足以散寒，故用桂心。向非水寒为患，则五苓非所宜矣。有表证者，以伤寒门小青龙汤主之。

丁香半夏丸

槟榔三钱　细辛　干姜炒　人参各五钱　丁香　半夏各一两

脾胃虚寒，痰饮积于胸膈之间，令人咳嗽者，此方主之。

脾胃温暖，则能运行痰饮；脾胃虚寒，则痰饮停于胸膈，肺气因之不利，乃作咳嗽。咳是有声，嗽是有痰，有声有痰，名曰咳嗽。经曰：治病必求其本。证本于脾胃虚寒，则脾胃为本，咳

嗽为标。故半夏之辛，所以燥脾，人参之甘，所以养胃，脾胃治则不虚；丁、姜之温，所以行痰，细辛之辛，所以散饮，辛温用则不寒，不虚不寒，则脾胃治而痰饮散，咳嗽止矣。用槟榔者，取其性重，可以坠痰，经所谓高者抑之是也。

人参蛤蚧散

人参二两　真蛤蚧一对，全者，河水浸五日，每①换水洗，炙黄　杏仁去皮尖　甘草各五两　茯苓　知母炒　桑白皮蜜炙　贝母各二两

二三年肺气上喘，咳嗽脓血，满面生疮者，此方主之。

二三年肺气上喘，则病久而肺损矣。咳嗽出脓者气病，出血者脉病也。面为清阳之分，六阳之气皆会于面，其气常实，不易受邪，今满面生疮，此正气衰而邪气盛，乃小人道长，君子道消之象也。是方也，人参益气，蛤蚧补真，杏仁利气，二母清金，桑皮泻喘，若甘草、茯苓，乃调脾而益金之母也。又曰：蛤蚧为血气之属，能排血气之毒，故此方用之调脓理血，亦假其性而伏奇于正也。

补肺汤

人参　黄芪蜜炙　川五味炒　紫菀洗去土，各一两　桑白皮蜜炙　熟地黄各二两

咳嗽肺虚者，此方主之。

参、芪，脾胃药也，肺虚而益脾胃，乃虚则补其母也；地黄，滋肾药也，肺虚而益肾，恐其失养而盗气于母也；五味子，酸收药也，咳多必失气，故用酸以收之；紫菀凉肺中之血，桑皮清肺中之气，所谓随其实而泻之也。益其所利，去其所害，则肺受益，故曰补肺。

---

① 每：疑为“每日”。

犀角地黄汤

生犀角镑　牡丹皮各二钱五分　白芍药二钱　生地黄一两五钱

心移热于肺而咳嗽出血者，此方主之。

心，火也；肺，金也。火者金之畏，心移热于肺，乃咳嗽见火证，如吐血面赤是也，名曰贼邪，甚是难治。是方也，生犀能解心热，生地能凉心血，丹皮、芍药性寒而酸，寒则胜热，酸则入肝，用之者，以木能生火，故使二物入肝而泻肝。此拔本塞源之治也。

当归龙荟丸

当归酒洗　栀子炒黑　龙胆草酒洗　黄连炒　黄柏炒　黄芩各一两　木香一钱　麝香五分　大黄酒浸　青黛水飞　芦荟各半两

炼蜜丸之。

肝移热于肺而咳嗽者，此方主之。

咳嗽而两胁痛，多怒，脉弦者，病原于肝也。肝者将军之官，气常有余，气有余便是火，故宜泻之。是方也，芩、连、栀、柏、草龙、青黛、大黄，皆能泻火，而未必入肝；肝气臊，诸药得芦荟、麝香之臊，同气相求，可以入肝而平肝矣。然肝木为生火之本，而诸脏之火不无相扇，诸药虽因芦荟、麝香之引而入肝，然其性各有所属，则能兼五火而治之矣。用当归为君者，以其能和五脏之阴；以木香为佐者，以其能行诸药之滞也。正考见火门。

左 金 丸

黄连六两　吴茱萸一两，汤泡

肝热左胁痛，咳嗽，此方主之。

左金者，黄连泻去心火，则肺金无畏，得以行金令于左以平肝，故曰左金。吴茱萸气臊味辛性热，故用之以为反佐。此方君一臣一，制小其服者，肝邪未盛也；前方证邪盛矣，故用龙、荟诸药以平之。彼之为患滋甚，自不得不用夫大队之兵也。

六味地黄丸

熟地黄八两 山药 山茱萸各四两，净肉 牡丹皮 泽泻 白茯苓各三两

肾虚移热于肺，咳嗽者，此方主之。

有足心热，内股热，腰痛，两尺脉虚大者，病原于肾虚也。熟地黄、山茱萸，味厚者也，味厚为阴中之阴，故能益肾；肾者水脏，虚则水邪归之，故用山药、茯苓以利水邪；水邪归之则生湿热，故用泽泻、丹皮以导坎中之热。滋其阴血，去其热邪，则精日生而肾不虚，病根既去，咳嗽自宁矣。正考见虚损门。

顺气消食化痰丸

制半夏 胆南星各一斤 陈皮去白 香附制 苏子沉水者 青皮去瓤，炒 神曲炒 萝卜子生用 棠梂肉[①]炒 麦蘖炒 杏仁去皮尖葛根各一两

酒食生痰，五更咳嗽，胸膈膨闷者，此方主之。

痰之原，生于湿，故用半夏、南星以燥之；痰之滞，原于气，故用香附以开之，杏仁以利之，青皮、陈皮以快之，苏子、卜子以降之；食痰原于酒食，故用葛根以解酒，神曲、麦蘖、棠梂以磨食。

琼 玉 膏

生地黄四斤 白茯苓十三两 人参六两 白蜜二斤

① 棠梂肉：“山楂”的异名。见于《本草图经》。

四共熬膏。

干咳嗽者，此方主之。

干咳嗽者，有声无痰之名也。火乘于肺，喉咙淫淫而痒，故令有声。病原于脾者有痰，病不由脾，故无痰也。《易》曰：燥万物者，莫熯乎火。相火一熯，则五液皆涸。此干咳之由也。生地黄能滋阴降火，白蜜能润肺生津，损其肺者益其气，故用人参；虚则补其母，故用茯苓。又地黄、白蜜皆润，铢两又多，茯苓甘而属土，用之以佐二物，此水位之下，土气乘之之义，乃立方之道也。他如火门阿胶散，主此证亦良。

润肺汤

诃子　五味子　五倍子　黄芩　甘草

咳而失声者，此方主之。

咳而失声，危证也，有肺绝之兆。酸者能收，涩者能固，三子酸而涩，则能收其肺气而固其脱矣，故此方用之。黄芩能清肺热，甘草能调肺气。此方乃劫嗽之剂也。

劫嗽丸

诃子仁　百药煎[①]　荆芥穗等分

共为末，蜜丸噙化。

久咳失气，此药亦宜用之；新咳者不宜用也。

《内经》曰：薄之劫之。薄者，雷风相薄之薄，药病摩荡之名也；劫者，曹沫劫盟之劫，取之不以正也。久咳失气，不用补剂，而用诃子、药煎之涩；肺有火邪，不用润剂，而用荆芥穗之辛，故曰劫也。

---

① 煎：原作“箭”，此据大成本改。

粉黛散

蚌粉新瓦炒红　青黛少许

用淡齑水滴麻油数点调服。

绶带李防御，京师人，初为入内医官。值嫔御阁妃苦痰嗽，终夕不寐，面浮如盘，时方有甚宠。徽宗幸其阁，见之以为虑，驰遣呼李。先数用药弗应。诏令往内东门供状，若三日不效，当诛。李忧技穷，与妻对泣，忽闻门外叫云：咳嗽药一文钱一帖，吃了今夜得睡。李使人市药十帖，其色浅碧，用淡齑水滴麻油数点调服。李疑草药性厉，并三为一自试之，既而无他；于是取三帖合为一，携入禁庭授妃，请分两服以饵。是夕嗽止，比晓面肿亦消。内侍走白，天颜绝喜，锡[①]金帛厥值万缗。李虽幸其安，而念必宣索方书，何辞以对？殆亦死尔。命仆侍前卖药人过，邀入坐，饮以巨钟。语之曰：我见邻理服嗽药多效，意欲得方，倘以传我诸物，为银百两，皆以相赠不吝。曰：一文药，安得其值如此？防御要得方，当便奉告，只蚌粉一物，新瓦炒令通红，拌青黛少许耳。扣其所从来。曰：壮而从军，老而停汰，顷见主帅有此，故剽得之，以其易办，姑藉以度余生，无他长也。李给之终身焉。昆谓：蚌粉咸而枯，能软坚痰而燥湿；青黛寒而苦，能清肺膈而除热，齑汁酸咸，亦以软痰；麻油之加，欲其就火而为向导之驱尔！

---

① 锡：赐。

卷之三

虚损劳瘵门第十八

叙曰：百病皆足以致虚损劳瘵，治之者必究其因。是疾也，自昔神良之医，每难措手，所谓病已成而后药之，譬之渴而穿井，斗而铸兵，不亦晚乎？以故历朝医哲，撰述劳瘵方论，往往狃于隅见，大都未纯，求其发理精确，以为来学之准则者，盖无全书焉。今考四十三方，聊实诸证云尔，扩而充之，则变化百出，在人心而已。

黄芪汤

黄芪四两　人参　白术　桂心各二两　附子二十铢　生姜八两　大枣十枚

五脏皆有劳，劳其肺者，短气虚寒，皮毛枯涩，津液不通，气力损乏，脉来迟缓者，此方主之。

肺主气，久于悲哀喘咳，则成肺劳。肺劳故令气短而声不长；气为阳，阳虚则寒，故令虚寒。肺主皮毛，肺劳则无津液以充肤泽毛，故令枯涩。气有余则物润，津气不足，则无以化液，故令口干而津液不通。气壮则强，气馁则弱，今肺为劳伤，故气力损乏。脉来迟者为寒，缓者为虚。黄芪、人参，甘温者也，故能补气，经曰损其肺者益其气，是故用之。桂心、附子，辛热者也，气虚则阴凑之而为寒，热能壮气，是故用之。白术、姜、枣，脾胃药也，经曰：虚则调其母，脾是肺之母，是故用之。是方也，以上件皆是虚寒之证，故为合宜。若肺热脉数者，非所宜也，合主二母散。

二 母 散

知母去毛，炒　贝母去心，略炒，各五钱

共为末。

肺劳有热，不能服补气之剂者，此方主之。

治肺有二法：气虚而阴凑之，则如前方之温补。金衰而火乘之，则如此方之滋阴。宜温补者易愈，宜滋阴者难疗。盖火来乘金，谓之贼邪，将作肺痿，甚是难治。是方也，二母皆苦寒之品，苦能坚金，寒能胜热，故昔人主之。

人参固本丸

人参二两　天门冬去心，炒　麦门冬去心，炒　生地黄净洗　熟地黄各四两

肺劳虚热，此方调之。

本，犹根也。肺主气，而气根于丹田。肺畏火，而制火必本于肾水。故用人参益气，二冬清气，熟地补肾，生地凉肾。制之为丸，用之于下，所谓壮水之主，以制阳光是也，非固本而何？或问：补肾何以用人参？余曰：大气周流，无脏不有，故人参之用，亦无处不宜，今得滋阴之品以君之，则亦下行而补下矣。

天王补心丹

人参去芦　白茯苓去皮　玄参炒　丹参炒　远志炒　桔梗各五钱　生地黄四两，净洗　五味子炒　当归酒洗　麦门冬去心，炒　天门冬去心，炒　柏子仁炒　酸枣仁炒，各一两

过劳其心，忽忽喜忘，大便难，或时溏利，口内生疮者，此

方主之。

心者，神明之藏，过于忧愁思虑，久久则成心劳。心劳则神明伤矣，故忽忽喜忘。心主血，血濡则大便润，血燥故大便难。或时溏利者，心火不足以生脾土也。口内生疮者，心虚而火内灼也。人参养心气，当归养心血，天、麦门冬所以益心津，生地、丹、玄所以解心热，柏仁、远志所以养心神，五味、枣仁所以收心液，茯苓能补虚，桔梗能利膈。诸药专于补心，劳心之人宜常服也。此方之传，未考所自。偈云：昔者志公和尚，日夕讲经，邓天子悯其劳也，锡以此方，因得名焉，载在经藏，今未辨其真伪，异日广求佛典而搜之。

犀角地黄汤

生犀角镑　生地黄　白芍药　牡丹皮

劳心动火，吐血、衄血者，此方主之。

心属火而主脉，过劳其心，则火妄动而血涌溢，越窍而出，则为吐为衄者势也。经曰：治病必求其本，故以凉心之药主之。生犀能解心热，生地能凉心血，白芍、丹皮酸寒之物也，酸者入肝，寒者胜热。所以心病而治肝者，肝是心之母，木能生火，故从肝而治之，乃迎夺之兵也。

四物粱米汤

粱米[①]　稻米　黍米各一升　蜡如弹丸大，后入，以化为度

心劳吐衄，久服寒凉之剂，因坏脾胃者，此方主之。

心是脾之母，脾是心之子。脾因寒凉而坏，则必盗母气以自养，而心益病矣，求其不殆得乎？故宜调脾益胃。调脾者，莫如谷气，故用稻、粱、黍米。复用蜡者，取其厚肠胃云尔。此疗子

---

① 粱米：即高粱米。

益母之义，昔之良医皆用之。

半夏汤

半夏制　宿姜各二两　茯苓去皮　白术土炒　杏仁去皮尖，炒　橘皮去白　芍药炒，各五钱　竹叶二十片　大枣五枚

脾劳，四肢不用，五藏皆乖，胀满肩息，舌根苦直，不能咽唾者，此方主之。

脾主消磨水谷，若劳倦之后，病瘥之余，遇适口之味，过于餍饫①，脾弱不能消磨，劳于运化，久久则成脾劳。脾主四肢，故令四肢不用；五脏皆受气于脾，脾劳而伤，则五脏皆无以禀气，故乖而失其常。经曰：脾主行气于三阴。脾劳，则三阴之气皆滞塞不行，故令胀满。三阴之气至胸中而还，故令肩息。脾之经脉，上膈挟咽，连舌本，散舌下，故令舌根苦直，不能咽唾。半夏甘辛，甘则益脾，辛则散滞。宿姜等之，一以醒脾，一以制半夏之毒尔。脾喜燥而畏湿，故用白术燥脾，茯苓渗湿。脾喜通而恶塞，故用杏仁利气，橘皮泄气。竹叶气清，能去土中之火。芍药味酸，能泻土中之木。大枣之用，取其甘而益脾尔。

补中益气汤

人参　甘草炙，各一钱　升麻五分　黄芪一钱五分，炙　当归　白术炒　陈皮去白　柴胡各五分

劳倦伤脾，中气不足，懒于言语，恶食溏泄，日渐瘦弱者，此方主之。

脾主四肢，故四肢勤动不息，又遇饥馁，无谷气以养，则伤脾。伤脾故令中气不足，懒于言语。脾气不足以胜谷气，故恶食。脾弱不足以克制中宫之湿，故溏泄。脾主肌肉，故瘦弱。五

① 餍饫（yàn yù）：饱食。

味入口，甘先入脾，是方也，参、芪、归、术、甘草，皆甘物也，故可以入脾而补中气。中气者，脾胃之气也。人生与天地相似，天地之气一升，则万物皆生，天地之气一降，则万物皆死。故用升麻、柴胡为佐，以升清阳之气，所以法象乎天地之升生也。用陈皮者，一能疏通脾胃，一能行甘温之滞也。是证黄芪建中汤亦可主用，见伤寒门。

枸杞酒

枸杞子一斗　酒二斗，同煎

肝劳，面目青，口苦，精神不守，恐畏不能独卧，目视不明者，此方主之。

肝者，将军之官，谋虑出焉，故谋而不决，拂而数怒，久久则劳其肝。肝，东方之色也，病则色征于面目，故令面目色青；口苦者，肝移热于腑而胆汁上溢也；肝藏魂，肝劳则邪居魂室，故令精神不守，且恐畏不能独卧也；肝气通于目，肝和则能辨五色矣，今肝为劳伤，故令目视不明。经曰：味为阴，味厚为阴中之阴，枸杞味厚，故足以养厥阴之阴；煮以纯酒，取其浃洽气血而已。他如六味地黄丸，亦可主用。古谓肝肾之病同一治，又谓虚则补其母，肾是肝之母，故地黄丸亦宜。

六味地黄丸加黄柏知母方

熟地黄八两　山茱萸去核，炙　山药各四两　泽泻　牡丹皮去木　白茯苓各三两　黄柏盐炒　知母盐炒，各二两

肾劳，背难俯仰，小便不利，有余沥，囊湿生疮，小腹里急，便赤黄者，此方主之。

肾者，藏精之脏也，若人强力入房，以竭其精，久久则成肾劳。肾主精，精主封填骨髓，肾精以入房而竭，则骨髓日枯矣，故背难俯仰。前阴者，肾之窍，肾气足，则能管摄小便，而溲溺

惟宜。肾气怯，则欲便而不利，既便而有余沥，斯之谓失其开合之常也。肾者水脏，传化失宜，则水气留之，水气留之，则生湿热，故令囊湿生疮也。小腹里急者，此真水枯而真火无制，真水枯，则命门之相火无所畏，真火无制，故灼膀胱少腹之筋膜而作里急也。便赤黄者，亦皆火之所为。熟地、山萸，味厚者也，味厚为阴中之阴，故足以补肾间之阴血。山药、茯苓，甘淡者也，甘能制湿，淡能渗湿，故足以去肾虚之阴湿。泽泻、丹皮，咸寒者也，咸能润下，寒能胜热，故足以去肾间之湿热。黄柏、知母，苦润者也，润能滋阴，苦能济火，故足以服龙雷之相火。夫去其灼阴之火，滋其济火之水，则肾间之精血日生矣。王冰曰：壮水之主，以制阳光，此之谓也。

猪膏酒

猪膏　姜汁各二升，熬取三升再入酒　酒五合

和煎，分三服。

五劳之外，又称六极。筋极之状，令人数转筋，十指爪甲皆痛，苦倦不能久立，宜此方主之。

筋极者，数劳四肢，筋液耗竭，名曰筋极。极者，甚于劳之名也。筋既竭其津液，则失其润养，而作劲急，故令人数转筋也。爪甲，筋之余也，筋属木，木极则金承之，故令十指爪甲皆痛，亦枝枯萌萎之象也。苦倦不能久立者，筋败不能束骨也。是疾也，若以草木之药治之，卒难责效。师曰：膏以养筋，故假猪膏以润养之。等以姜汁者，非辛不足以达四末故也。复熬以酒者，以酒性善行，能浃洽气血，无所不之，故用之以为煎也。

人参养荣汤

人参去芦　黄芪炙　陈皮　白芍药酒炒　当归酒洗　甘草炙　白茯苓　五味子炒　远志去心　白术炒　桂心　熟地黄

脉极者，忽忽喜忘，少颜色，眉发堕落，此方主之。

脉者，血之府。脉极者，血脉空虚之极也，此由失血所致。心主血脉，脉极则无血以养心，故令忽忽喜忘。荣血有余，则令人悦泽颜色，荣血不足，则令人色夭而颜色少也。眉发者，血之所养，荣血不足，故令眉发堕落。人参、黄芪、白术、茯苓、甘草、陈皮，皆补气药也，荣血不足而补气，此《大易》之教，阴生于阳之义也。阴者，五脏之所主，故用当归泽脾，芍药调肝，熟地滋肾，五味益肺，远志宁心，五脏和而阴血自生矣。桂性辛热，热者入心而益火，辛者入经而利血，又心为生脉之原，故假之引诸药入心而养荣血于脉耳！

十全大补汤

人参　黄芪　白术　白芍药　熟地黄　茯苓　当归　川芎　甘草各等分　桂心少许

肉极者，肌肉消瘦，皮肤枯槁，此方主之。

肉极由于阴火久灼者难治，宜别主六味地黄丸。若由饮食劳倦伤脾而致肉极者，宜大补气血以充之。经曰：气主煦之，血主濡之。故用人参、白术、黄芪、茯苓、甘草甘温之品以补气，气盛则能充实于肌肉矣。用当归、川芎、芍药、地黄、肉桂味厚之品以补血，血生则能润泽其枯矣。

生脉散

人参　麦门冬去心　五味子炒等分

气极者，正气少，邪气多，多喘少言，此方主之。

肺主气，正气少，故少言。邪气多，故多喘。此小人道长，君子道消之象也。人参补肺气，麦冬清肺气，五味敛肺气，一补一清一敛，养气之道毕矣。名曰生脉者，以脉得气则充，失气则弱，故名之。东垣云：夏月服生脉散，加黄芪、甘草，令人气力涌出。若东垣者，可以医气极矣！

虎骨酒

虎骨一具，通炙，取黄焦，汁尽，碎如雀脑　糯米三石，入虎骨，倍用曲，如酿酒法酿之，酒熟封头，五十日开饮之

骨极者，腰脊酸削，齿痛，手足烦疼，不欲行动，此方主之。

肾主骨，骨极者，骨内空虚之极也，故令腰脊酸削。齿者，骨之余，故齿亦痛。手足烦疼，不欲行动，皆骨内空虚之征也。以骨治骨，求其类也。以虎骨治骨，取其壮也。酿之以酒者，取酒性善渍，直澈于骨也。褚澄云：男子天癸未至而御女，则四肢有未满之处，异日必有难状之疾。其骨极之类乎！

龟鹿二仙胶

鹿角血取者，二斤　龟板五斤　枸杞子三十两　人参十五两

上件用铅坛如法熬胶，初服酒化钱半，渐加至三钱，空心下。

精极者，梦泄遗精，瘦削少气，目视不明，此方主之。

精、气、神，有身之三宝也。师曰：精生气，气生神。是以精极则无以生气，故令瘦削少气。气少则无以生神，故令目视不明。龟、鹿禀阴气之最完者，其角与板，又其身聚气之最胜者，故取其胶以补阴精。用血气之属剂而补之，所谓补以类也。人参善于固气，气固则精不遗。枸杞善于滋阴，阴滋则火不泄。此药行则精日生，气日壮，神日旺矣。

加味逍遥散

当归　白芍药　白术　柴胡　茯神　甘草各一钱　丹皮　山栀各七分

六极之外，又有七伤。一曰：大怒逆气伤肝。肝伤则少血目暗，宜此方主之。

经曰：肝者，将军之官，故主怒。怒则气逆，气逆则血亦逆，故少血。眼者，肝之窍。又曰：目得血而能视。今肝伤少血，故令目暗。越人云：东方常实，故肝脏有泻而无补，即使逆气自伤，疏之即所以补之也。此方名曰逍遥，亦是疏散之意。柴胡能升，所以达其逆也。芍药能收，所以损其过也。丹、栀能泻，所以伐其实也。木盛则土衰，白术、甘草，扶其所不胜也。肝伤则血病，当归所以养其血也。木实则火燥，茯神所以宁其心也。

安神丸

黄连一两五钱，酒润　朱砂一两，水飞　当归酒洗　生地黄酒洗　炙甘草各五钱

二曰：忧愁思虑伤心。心伤则苦惊喜忘，夜不能寐，此方主之。

忧愁思虑，则火起于心，心伤则神不安，故苦惊。心主血，心伤则血不足，故喜忘。心愈伤，则忧愁思虑愈不能去，故夜不能寐。苦可以泻火，故用黄连。重可以镇心，故用朱砂。生地凉心，当归养血。炙甘草者，所以益脾。脾是心之子，用之欲其不食气于母故尔。

归脾汤

人参　白茯苓　龙眼肉　酸枣仁　黄芪　白术各二钱　远志一钱　木香　炙甘草　当归各五分

三曰：饮食太饱伤脾。脾伤则面黄善卧，宜此方主之。

脾者，仓廪之官，故饮食太饱则伤之。中央土色，入通于脾，脾伤则其本色自见，故面黄。神者，中气之所生，脾伤则神

亦倦，故善卧。《内经》曰：五味入口，甘先入脾。参、芪、苓、术、甘草，皆甘物也，故用之以补脾。虚则补其母，龙眼肉、酸枣仁、远志。所以养心而补母。脾气喜快，故用木香。脾苦亡血，故用当归。此主食去脾伤之方也，若停食之方，则以消磨之剂主之，而不专于补益矣。

附子理中汤

人参 甘草炙 附子制 干姜炒 白术

四曰：形寒饮冷伤肺。肺伤则短气咳嗽，脉来微迟者，宜此方主之。

形寒者，形气虚寒也。饮冷者，复饮冷物也。热则气壮，寒则气怯，今肺为寒冷所伤，故令气短；水寒射肺，肺不能容，故令咳嗽。脉来微者为虚，迟者为寒。损其肺者益其气，故用参、术、甘草。寒者温之，故用附子、干姜。

白通加人尿猪胆汁汤

葱白四茎 干姜一两 附子一枚 人尿五合 猪胆汁一合

五曰：久坐湿地伤肾。肾伤则短气腰痛，厥逆下冷，阴脉微者，宜此方主之。

肾者，水脏，湿，其类也，故感之易入而易伤。凡人呼吸之气，呼出心与肺，吸入肾与肝，肾伤则吸微，故令短气。腰者，肾之府，肾伤而腰痛者，其势也。湿为阴，其气寒，阴并于下，则阳格于上，故厥逆而下冷。尺为阴，阴脉微者，下部寒也。干姜、附子，热物也，可以回阳燥湿。师曰：太阳中天，则寒者温，湿者燥。故姜、附可以治寒湿。葱白辛温，可使通肾气。人尿、猪胆，性寒而质阴，用之者，一可以制姜、附之热而不使其燥烈于上焦无病之分，一可以同寒湿之性而引姜、附直达下焦受病之区。此佐以所利，和以所宜，乃兵家之向导也。

玉屏风散

黄芪　防风各一两　白术二两

六曰：风雨寒湿伤形。形伤则皮肤枯槁，宜此方主之。

外冒风雨，则寒湿不免矣，以外得之，故令伤形而皮肤枯槁。然皮肤之间，卫气之所居也。《灵枢经》曰：卫气者，所以温分肉，充皮肤，肥腠理，而司开阖者也。故峻补其卫气，而形斯复矣。黄芪甘温，补表之圣药也，得防风而功愈速，故以防风等之。白术益脾，脾主肌肉，故以白术倍之。三药者皆补气之品，《内经》曰：形不足者，温之以气，此之谓也。方名曰玉屏风，亦是以其补益卫气，足以为吾身之倚袭尔！

升阳益胃汤

羌活　独活　防风　柴胡　白术　茯苓　黄芪　人参　半夏　甘草　陈皮　黄连　泽泻　白芍药

七曰：大怒恐惧伤志。志伤则恍惚不乐，宜此方主之。

怒则气上，恐则气下，一怒一恐，拂于膻中，则志意不得舒畅，故曰伤志。志者，肾之所主，而畅于膻中，膻中者，两乳之间，心君之分也。心者，神明之所出，故令恍惚；膻中者，喜乐之所出，故令不乐。下者举之，郁者达之，故用羌活、独活、防风、柴胡升举之品。气乖于中，脾胃受病，故用参、芪、苓、术、橘、半、甘、芍调胃之品。方内有泽泻，则陷下之邪可泄。方内有黄连，则膻中之逆可平。

磁　石火内煅红，入醋淬七次，为末入药

古人于肾虚腰疼方中每用磁石，时方多不用之。然磁石性能引铁，则用之者，亦是假其引肺金之气入肾，使其子母相生尔！水得金而清，则相火不攻自去矣。呜呼！医之神妙，在于幽微，

此言可与知者道也。

六味地黄丸

熟地黄八两　山茱萸肉　山药各四两　白茯苓去皮　牡丹皮　泽泻各三两

肾虚不能制火者，此方主之。

肾非独水也，命门之火并焉。肾不虚，则水足以制火，虚则火无所制，而热证生矣。名之曰阴虚火动。河间氏所谓肾虚则热是也。今人足心热，阴股热，腰脊痛，率是此证。老人得之为顺，少年得之为逆，乃咳血之渐也。熟地黄、山茱萸味厚者也，经曰：味厚为阴中之阴，故能滋少阴，补肾水。泽泻味甘咸寒，甘从湿化，咸从水化，寒从阴化，故能入水脏而泻水中之火。丹皮气寒味苦辛，寒能胜热，苦能入血，辛能生水，故能益少阴，平虚热。山药、茯苓，味甘者也，甘从土化，土能防水，故用之以制水脏之邪，且益脾胃而培万物之母也。互考见咳嗽门。

崔氏八味丸

淮熟地黄八两　山茱萸肉　山药各四两　牡丹皮　白茯苓　泽泻各三两　肉桂　附子各一两

肾间水火俱虚者，此方主之。

君子观象于坎，而知肾俱水火之道焉，故曰七节之旁，中有小心。小心，少火也。又曰：肾有两枚，左为肾，右为命门。命门，相火也，相火即少火耳。夫一阳居于二阴为坎，水火并而为肾，此人生与天地相似也。今人入房盛而阳事愈举者，阴虚火动也。阳事先萎者，命门火衰也。真水竭，则隆冬不寒。真火息，则盛夏不热，故人乐有药饵焉。是方也，熟地、山萸、丹皮、泽泻、山药、茯苓，前之地黄丸也，所以益少阴肾水。肉桂、附子，辛热物也，所以益命门相火。水火得其养，则二肾复其天矣。互考见小便不禁门。

补 肾 丸

杜仲姜汁炒　牛膝　陈皮各二两　黄柏盐酒炒　龟板酥炙，各四两　夏加五味子一两，炒　冬加干姜五钱

此亦滋肾阴之方也。

黄柏、龟板、杜仲、牛膝，皆濡润味厚物也，故能降而补阴。复用陈皮，假以疏滞。夏加五味者，扶其不胜之金也。冬加干姜者，壮其无光之火也。经曰：无伐天和，此之谓尔！

补 天 丸

黄柏　龟板各四两　杜仲　牛膝　陈皮各二两　夏加五味子炒，一两　冬加干姜五钱　人胞一具，酒洗，蒸烂捣丸

男女交合非时，天癸虚损者，此方主之。

此即前方补肾丸加人胞也。天癸者，男之精，女之血，先天得之以成形，后天得之以有生者也，故曰天癸。补肾丸，前考已悉。人胞者，亦精血之所融结，乃无极之极，未生之天也。已生之后，天癸虚损，补以草木之药，非其类也，卒难责效。人胞名曰混沌皮，则亦天耳。以先天之天，而补后天之天，所谓补以类也，故曰补天。

虎 潜 丸一名补阴丸

黄柏盐酒炒　知母炒　熟地黄各三两　龟板四两，酥炙　虎胫骨一两，酥炙　锁阳　当归各一两半　陈皮去白　白芍药酒炒　牛膝各二两

羊肉为丸。

此亦治阴分精血虚损之方也。

虎，阴也。潜，藏也。是方欲封闭精血，故曰虎潜。人之一

身，阳常有余，阴常不足，黄柏、知母，所以滋阴。地黄、归、芍，所以养血。牛膝能引诸药下行，锁阳能使阴精不泄。龟得天地之阴气最厚，故用以补阴。虎得天地之阴气最强，故用以壮骨。陈皮所以行滞，而羊肉之用，取其补也。互考见痖门。

滋阴大补丸

熟地黄二两　川牛膝　山药各一两五钱　山茱萸肉　杜仲姜汁炒，去丝　白茯苓　巴戟天去心　五味子炒　小茴香炒　肉苁蓉　远志去心，各一两　石菖蒲　枸杞子各五钱

红枣肉为丸。

此阴阳平补之剂也。

地黄、牛膝、杜仲、山萸、五味、枸杞，滋阴药也。巴戟、苁蓉、茴香、远志、石蒲、山药、茯苓、红枣，养阳药也。滋阴者润而不寒，养阳者温而不热。丹溪翁立方之稳，大都如此。中年之人，服之殊当。

补 火 丸

生硫黄一斤　猪脏二尺

将硫黄为细末，尽实脏中，烂煮二时取出，去脏蒸饼为丸，如梧子大。每服十丸，日渐加之。

冷劳病瘠，血气枯竭，齿落不已，四肢倦怠，语言不足者，此方主之。

凡人之身，有真火焉，寄于右肾，行于三焦，出入于甲胆，听命于天君，所以温百骸，养脏腑，充七窍者，皆此火也。是火也，万物之父，故曰：天非此火不足以生万物，人非此火不能以有生。若此火一熄，则万物无父，故肉衰而瘠，血衰而枯，骨衰而齿落，筋衰而肢倦，气衰而言微矣。硫黄，火之精也，故用之以补火，然其性过热有毒，故用猪脏烂煮以解之。或曰：世方以

寒凉之品治劳，而硫黄又世人罕用，今治劳而用之，谁不惊异？余曰：寒因热用，热因寒用，有熊氏之经也；《汤液》云：硫黄亦号将军，能破邪归正，返滞还清，挺出阳精，消阴化魄而生魂。则先医亦尝颂之矣。戴元礼氏，丹溪之高弟也。有言曰：诸寒凉皆滞，惟有黄连寒而不滞。诸热药皆燥，惟有硫黄热而不燥。则戴氏亦尝颂之矣。奈何拂吾心之理而求同俗乎？昔仁和吏早衰，服之年逾九十，此往昔之验也，表之《类编》。他如范文正公之金液丹，《得效》之玉真丸，《和剂》之来复丹、半硫丸、灵砂丹，《百选》之二气丹，《活人》之返阴丹，杨氏之紫霞丹，往往皆用之，但其所主者，各有攸当，兹不赘尔。

凡服硫黄者，忌猪血、羊血、牛血及诸禽兽之血。慎之！

石膏散

石膏一味，细末如面，每夕新汲水服方寸匕，取身无热为度。

热劳，附骨蒸热，四肢微瘦，有汗脉长者，此方主之。

热劳之证，岂曰尽属阴虚！亦有阳邪外袭，传入于骨，不能泄越，内作骨蒸，令人先寒后热，久久渐成羸瘦。有汗者，胃家实也。脉长者，阳邪证也。石膏寒而清肃者也，可以疗里热。以故《外台》集之，处州吴医用之，睦州郑迪功之妻验之，《名医录》载之，所以开蒙后学也至矣！或问：东垣言血虚身热，证象白虎，误服白虎者必死，非石膏之谓乎？余曰：若新产失血、饥困劳倦之病，合禁用之。若内热有汗，脉长者，则不在禁也。

甘梨浆

劳瘵脉数，燥渴日瘦者，宜服之。盖天一生水，所以养万物者也，若火盛而水灭，令人五液干枯，则甘梨浆可以急救之。此物匪惟可以救急，曾有回生起死者。师云：生用之可以凉五火，熟用之可以滋五脏。

童 便

咳血者，以童便一物主之。

咳血是肺中有窍。肺是清虚之脏，纤芥不容，一有其窍，则血渗入肺矣。愈渗愈咳，愈咳愈渗，此为难治。褚澄云：以寒凉治之，百不一生。以溲溺治之，百不一死。故特表而出之。又曰：血虽阴类，运之者其和阳乎!，所以示人者深矣。

股 肉

割股之事，古昔有之。盖贤妇急于舅姑夫子之疾，而祈一念以格天尔。至唐开元间，陈藏器撰《本草拾遗》云：人肉治瘵疾。自是闾阎益多割股，至有假名于誉而为之者。呜呼！同类固不可食，亏体岂曰事亲？且俞、扁、淳、华，上世神良之医也，未闻用人肉以治疾，而闵损、曾参之孝，亦未尝割股，所以来要名之行者，藏器其作之矣。

柴前梅连散

柴胡　前胡　乌梅　胡黄连各三钱　猪胆一枚　猪髓一条　韭白五分　童便二盏

风劳骨蒸，久而不痊，咳嗽吐血，盗汗遗精，脉来弦数者，此方主之。

此治因风成劳者也。盖风者百病之长，乃天之阳气也，主疏泄万物，故在表则令人出汗，在肺则令人咳嗽，在肝则令人吐血，在肾则令人遗精，附骨则令人蒸热盗汗。是论也，《灵枢》函其妙，自汉、唐以至宋、元诸医，皆未竟其说，无惑乎治劳瘵者之难其人也！柴胡解不表不里之风，胡连清入肌附骨之热，前胡主脾肺表里之邪。褚澄氏曰：酸能入骨，则乌梅之用，亦可以收敛骨蒸。猪胆所以养阴，猪髓所以养骨，童便所以济火。韭白辛热，少用之以使向导，经曰：甚者从之，此之谓也。

秦艽鳖甲散

秦艽　知母　当归各半两　鳖甲一两　乌梅一枚　青蒿五叶　柴胡　地骨皮各一两

风劳骨蒸壮热，肌肉消瘦，此方主之。

风，阳气也。故在表则表热，在里则里热，附骨则骨蒸壮热，久蒸则肌肉消瘦。无风不作骨蒸，此昆之立言也。罗谦甫氏之主此方，盖有神契者矣。柴胡、秦艽，风药也，能驱肌骨之风。骨皮、知母，寒品也，能疗肌骨之热。鳖，阴类也，甲，骨属也，骨以及骨，则能为诸药之向导，阴以养阴，则能退阴分之骨蒸。乌梅味酸，能引诸药入骨而收其热。青蒿苦辛，能从诸药入肌而解其蒸。复有当归，一以养血，一以导诸药入血而除热于阴尔。

柴　胡

《衍义》云：柴胡，《本经》并无一字治劳。今人治劳方中鲜有不用者，凡此误世甚多。斯言也，谓病原不同，不可一概而施之尔！故又继之曰：如经验方中治劳热，青蒿煎丸用柴胡，正合宜耳。又尾之曰：服之无有不效。世人因前言而概不用柴胡，虽当用者亦必不用。呜呼！藏器一言，举世割股。丹溪一出，众口滋阴。《衍义》片词，柴胡未弃，更不求其证脉而可否之。此之谓侏儒观场，随众喧喝尔，求其真知则未也！

三　黄　丸

黄芩酒炒，春四、夏秋六、冬三两　黄连酒炒，春四、夏五、秋三、冬一两　大黄酒浸，九蒸晒、春三、秋二、夏一、冬五两

消渴羸瘦，不生肌肉，其人善谷者，此方主之。

上件皆火证也。火炎则水干，故令消渴。燥万物者，莫熯于火，故令羸瘦，不生肌肉。火甚则速于传化，故善谷。芩、连、大黄，苦寒物也。寒能胜热，苦能泻火，火去而阴自生，阴生而肌肉自长矣。

麦煎散

鳖甲醋炙　柴胡　生地黄　大黄煨　常山　当归　赤茯苓　干漆炒焦　石膏各一两　白术　甘草各半两　小麦五十粒

有汗加麻黄根一两，共为末，每服三钱。

少男、室女、孀妇郁劳，骨蒸内热，风血攻疰四肢者，此方主之。

此攻郁劳之方也。少男思其女而不得，则有留精。室女思其男而不得，则有留血。孀妇有所思，则气结而有留瘀。其理一而已。谓之留者，精血已离其位，但留于经脉关要之区，阻塞气血留行之道也。气，阳也，阻而塞之，则积阳为热，故令蒸蒸骨热。血，阴也，阻而塞之，则积阴为疰，故令四肢攻疰。曰风血攻疰四肢者，风血内搏，四肢无力，而倦怠浮肿也。鳖甲、干漆，攻坚削积之品也，所以治精血之留结。柴胡、石膏，解肌清热之药也，所以去骨蒸之内热。思则火结于心包，故用常山以开其结；郁则气留于六腑，故用大黄以推其陈；当归、生地，生新血也。白术、甘草，致新气也。赤茯苓所以导丙丁之邪。浮小麦所以止骨蒸之汗。而麻黄根之加，乃以其形中闭，为止汗之最捷尔。东坡云：此黄州吴判官之方也，疗骨蒸肌热盗汗极效。吴君宝之，不肯妄传也。虽然，此攻击之剂，惟少男、室女、孀妇真气完固，始可用之。若男妇交接气弱者，犹禁与也。

桃仁丸

桃仁一百二十枚，去皮尖，双仁不用

只此一味杵丸，平旦井花水下，隔日一服，百日不得食肉。

骨蒸日久者，此方主之。

骨蒸日久，则络有留血，不去其瘀，诸药不效。《外台》此方，以桃仁独味为丸，所以消留瘀也，亦是超人之见。

大黄䗪虫丸

大黄十两，蒸　黄芩二两，炒　干地黄半两　杏仁去皮尖　蛴螬炒　虻虫去翅足，炒，各一升　甘草三两　干漆炒　桃仁去皮尖，各一两　芍药四两　水蛭百枚，炙黄　䗪虫去头足，炒，半升

上十二味为末，蜜丸如小豆大。日三服，每服酒下五丸。

仲景云：五劳虚极羸瘦，腹满不能饮食，食伤，忧伤，饮伤，房室伤，饥伤，劳伤，经络营卫气伤，内有干血，肌肤甲错，两目暗黑。缓中补虚，大黄䗪虫丸主之。

夫浊阴不降，则清阳不升者，天地之道也。小人不退，则君子不进者，家国之道也。故蒸热之久，内有干血，干血不去，则新血不生者，人身之道也。是方也，干漆、桃仁、虻虫、水蛭、蛴螬、䗪虫，去干血之品也。君以大黄，是听令于将军矣。佐以芍药、地黄，生新血也。佐以杏仁、甘草，致新气也。佐以黄芩，驱游热而坚肠胃也。仲景为百代医宗，良有识矣！今世人一遇五劳羸瘦，用滋阴而不愈，则坐以待毙。呜呼！术岂止于此耶？

百劳丸

当归炒　乳香　没药　人参各一钱　大黄四钱，蒸　水蛭炙黄　虻虫去翅足，炒，各十四枚

上为末，炼蜜作丸如梧子大，都作一服，可百丸，五更百劳水下，取下恶物为度。服白粥十日。百劳水者，用杓扬之百遍，即甘澜水也。

一切劳瘵积滞，不经药而成坏证者，此方主之。

此齐大夫传张仲景之方也。疾不经药而成坏证，则中气尚未坏也。有积滞者，蒸热之久，内有干血也。故乳香、没药、大黄、䗪虫、水蛭，皆消瘀逐败之品。用当归所以生新血，用人参所以固元气耳。此与䗪虫丸若合一辙，皆推陈致新之义也。

五尸传疰门第十九

叙曰：五疰之说，惟古昔神良之医言之，未登神良之堂者，鲜不起而笑之矣。呜呼！知鬼神之原者，自昔难之，彼笑者，未必其无见也，盖曰：拘于鬼神者，不足以言至德云尔。今著六考，益滋斯世之笑，不笑者尚谓我哉！

死人枕即死人脑后骨也。得半朽者良。用毕置之原处。

病人颜色、声音、形、证与脉不合于病者，名曰鬼疰，宜此方主之。

鬼疰，是病人为邪鬼所凭而致疾也。颜色不合于病者，面生五色而含愧赧也。声音不合于病者，语言不伦于理，而涉幽微也。形不合于病者，动摇跳跃而无内热也；证不合于病者，为患诡异，不合于病情也。脉不合于病者，乍大乍小，乍长乍短也。凡此五者，不必悉备，但有一焉，便为鬼疰，即邪祟之谓也。然人鬼异途，不相为类，鬼亦何乐于附人哉？能引之以类，则脱然舍人而就鬼矣。故死人枕，鬼物也，以此物煎汤饮之，则鬼邪触类而出，大泻数行而愈者势也。此之谓病气衰去，归其所宗。用毕即以其枕送还原处者，一则使邪疰之气有所依归，一则勿以疗人而伤鬼也。古有徐嗣伯、刘大用者，常验之矣。志之于后，以便观者。

徐嗣伯者，刘宋时人，徐文伯之弟也。有人患滞冷，积年不瘥，嗣伯诊之曰：尸疰也，当得死人枕煮服之。于是往古冢取枕。枕已一边腐缺，煮服之即瘥。后秣陵人张景，年十五，腹胀面黄，众医不能疗，以问嗣伯。嗣伯曰：此石蛔耳，极难疗，当得死人枕煮服之。依语煮枕，以汤投之，下蛔虫头坚如石者五升，病即瘥。后沈僧翼患眼痛，又多见鬼物，以问嗣伯。嗣伯曰：邪气入肝，可觅死人枕煮服之，服竟可埋枕于故处。如其言又愈。王晏问之曰：三病不同，而皆用死人枕而俱瘥者，何也？答曰：尸疰者，鬼气伏而未起，故令人沉滞，得死人枕促之，魂气飞越，不得复附体，故尸疰可瘥；石蛔者，久蛔也，医疗既癖，蛔虫转坚，世间药不能遣，所以须鬼物驱之，然后可散，故令煮死人枕也，夫邪气入肝，故使眼痛而见魍魉，应须鬼物以勾之，故用死人枕也。气因枕去，故复埋于冢间。

宋季韶州南七十里，乡曰古田，有富家妇人抱异疾，常日无他苦，每遇微风吹拂，则股间有一点奇痒，搔不停手，已而举体皆然，逮于发厥，三日醒，及坐有声如咳，其身乍前乍后，若摇拽之状，率以百数始定。又经日困卧不知人，累夕方愈，至不敢出户，更十医弗效。刘大用视之曰：吾得其证矣，先与药一服，取数珠一串来。病家莫知何用也。当妇人摇动时，记而数之，觉微减，然后云：是名鬼疰，因入神庙，为邪鬼所凭，致精采荡越，法当用死人枕煎汤饮之。既饮，大泻数行，宿痾脱然。大用云：枕用毕，即送还原处，迟留则令人颠狂，但借其气耳。昆谓二医者，古昔神良之流也，知鬼神之原，故能察识异疾。诸医以口耳之识，执方以治之，其不效也固宜！

獭　肝

葛洪云：鬼疰是五尸之一疰，其病变动有若干种，大略使人寒热淋沥，沉沉默默，不得知所苦，无处不恶，积年累月，渐就沉滞，以至于死。传于傍人，乃至灭门。觉如是候者，急治獭肝一具，阴干杵末，服方寸匕，日三，未止再作。《肘后》亦云此方神良。夫獭，一兽也，其肝能治鬼疰，此何以故哉？凡物恶人而辟处，夜出而昼伏者，皆阴类也。以阴类而治幽隐之疾，《大易》所谓同气相求，《内经》所谓衰之以属是也。獭有五脏六腑，而独用其肝者，肝为厥阴，其主藏魂，用之尤精良也。谚称鸱枭能疗心头气痛，亦是假阴类以疗幽隐尔！

獭爪屑

许学士《本事方》云：宣和间，天庆观一法师，行考石极精严，时一妇人投状，率患人所附。须臾召至附语云：非我为患，别是一鬼，亦因病人命衰为祟耳。渠今已成形，在患人肺中，为虫食其肺系，故令吐血声嘶。师掠之，此虫还有畏忌否？久而无语。再掠之，良久云：容某说，惟畏獭爪屑为末，酒调服之，则去矣。患家如其言而得愈。此予所目见者也。夫獭肝、獭爪，一体也。肝极獭之阴，爪极獭之阳，肝蕴獭之精，爪利獭之用，故皆为尽妙。

鳗煎

《稽神录》云：有人多得劳疾，相因传死者数人。后一女子病，生置之柜中，钉之沉于江，冀绝传染之患。流之金山，有渔人异之，引至岸，见一女子犹然活，因取置渔舍，多得鳗鲡鱼食之，病愈，遂为渔人之妻。又越州镜湖邵长者女十八，染瘵疾累年，刺灸无不求治，医亦不效。有渔人赵十煮鳗羹与食，食竟，内热之病皆无矣。世人得此二说，凡遇瘵疾，即以鳗鱼食之，率多不效。昆谓鳗鱼之性，天和则伏，风汹则动，是逐风之鳞也。若用之以疗风尸，无不愈者。若概以之治瘵，则恐不能。风尸者，五疰之一，其证淫濯四肢，不知痛之所在，每发昏沉，得风雪便作，渐就危笃，以至于死也。

传劳百一选方

天灵盖二钱，炙黄为末，年深沉泥渍朽者良　虎粪内骨一钱，酥炙。杀虎，于大肠内取者，亦可　青蛇脑小豆许，酥炙，色变为度，无此亦可　鳖甲酥炙黄色，一两，九肋者尤良　安息香半斤　桃仁一枚，去皮尖　上件皆为细末　槟榔一枚，别为细末　麝香一分，别研　青蒿六两，取近薹三四寸者　豉三百粒　葱根二寸一个，拍　东引桃柳李桑枝各七茎，如箸大，长各七寸，细锉　枫叶二十一片　童子小便半升

上件，先将青蒿、桃柳李桑枝、枫叶、葱、豉，以官升量水三升，煎至半升许，去渣，入天灵盖、虎粪内骨、青蛇脑、鳖甲、安息香、桃仁、童子小便，同煎取汁，去渣有四五合，将槟榔、麝香同研，匀调，作一服。早晨温服，被覆取汗。恐汗内有细虫，以帛拭之，即焚。相次须泻，必有虫下，如未死，以大火焚，并弃长流水内。所用药，切不得令病人知，日后亦然。十来日后，气体复原，再进一服，皆如前法，至无虫而止。

《百一选方》云：袁州寄居武节郎李应，本湘州法司，有男女三人，长子因议买宅，入无人所居之室，忽觉心动，背寒凛凛，遂成瘵疾，既死。次女寻病，又传于第三子，证候一同。应大恐，每日祈神设饭，以斋云水，冀遇异人，且许谢钱三十万。后遇一道人，传以此方，不受一钱而去，且教以祈于城隍，以为阴助。遂如其言，下虫七枚，其色如红爊肉而腹白，长约一寸，阔七八分，前锐后方，腹下近前有口，身之四周有足，若鱼骨，细如针尖而曲，已死。试取火焚之，以铁火箸扎刺不能入。病势顿减。后又服一剂，得小虫四枚，自此遂安。昆谓天灵盖，人虫之尸物也。虎粪内骨，毛虫之尸物也。青蛇脑，鳞虫之尸物也。鳖甲，介虫之尸物也。二五之精，各从其类，故假尸物以疗五尸疰疾。此《大易》所谓同气相求，《内经》所谓衰之以属是也。东引桃柳李桑枝，出乎震者也，得天地升生之气，故能匡正而辟

不祥。枫叶、青蒿，相见乎离者也，得天地长养之气，故能止阳而驱邪热。葱根、豆豉，表药也，能疏腠而开鬼门。麝香、安息，窜药也，能利窍而消疰恶。槟榔能杀三虫，桃仁能除恶败。童子小便者，以其得少阳之完气，一能去邪火，一能致新气也。

苏合香丸

白术炒 青木香 乌犀角 香附子炒，去毛 丁香 朱砂研，水飞 诃梨勒煨，去皮 白檀香 安息香另为末，无灰酒一升熬膏 麝香研 荜拨 龙脑研 苏合香油入安息香膏内 沉香各二两 薰陆香另研，一两

蜜丸蜡固听用。

古称尸疰有五，飞尸、遁尸、风尸、沉尸、注尸也，宜此方主之。

《本事》云：飞尸者，游走皮肤，穿脏腑，每发刺痛，变作无常。遁尸者，附骨入肉，攻凿血脉，每发不可得近，见尸丧、闻哀哭便发。风尸者，淫濯四肢，不知痛之所在，每发昏沉，得风雪便作。沉尸者，缠骨结脏，冲心胁，每发绞切，遇寒冷便发。注尸者，举身沉重，精神错杂，常觉昏废，每节气至，辄变大恶。是方也，香能辟邪恶，故用沉、檀、脑、麝、安息、薰陆、苏油、青木、香附。温能壮胃气，故用荜拨、丁香。朱能辟鬼魅，故用朱砂。甘能守中气，故用白术。酸能致新液，故用诃梨。犀能主虫疰，故用生犀。互考见中风门。

死人枕天灵盖败龟板红铅说

昔徐嗣伯用死人枕，取半朽者，用毕曰复埋故处。师云：天灵盖非出《神农本经》，不得已而用，则取年深渍朽者，均之仁人之言也。盖医，仁术也，使其明而利人，幽而祸鬼，如阴责何？故昔人推此心以及物，凡于药内宜用禽虫之类，皆取自死

者，如用龟板而曰败龟板是也。孙真人曰：杀生以求生，去生益远。皆所以全此心之仁也。近世术家有导取红铅者，使童女内服壮阳泄阴之药，外用异术以取之，往往致瘵，是杀人而疗人也，岂同仁之德耶！

气门第二十

叙曰：气、血，人身之二仪也，气为主而血为配，故曰气化即物生，气变即物易，气盛即物壮，气弱即物衰，气正即物和，气乱即物病，气绝即物死。是气之当养也明矣。一或失治，则衰且乱，病且死，故考五方以治气。

独参汤

人参二两

烦躁脉微者，加童便一卮。身寒脉微者，加附子三钱。

诸虚气弱危急者，此方主之。

气者，万物之所资始也。天非此气，不足以长养万物。人非此气，不足以有生。故曰：一息不运则机缄穷。一毫不续则霄壤判。是以病而至于危急，良医以气为首务也。人参味甘性温，得天地冲和之气以成形，故用之以补冲和之气，使其一息尚存，则可以次第而疗诸疾矣。烦躁加童便者，虚而有火也。身寒加附子者，回其孤阳也。虽然，虚实之辨，不可不察，独参但可以疗虚耳！若实证危急，犹然攻之，故越人有实实之戒。

四君子汤

人参 白术 白茯苓 炙甘草各二钱

面色痿白，言语轻微，四肢无力，脉来虚弱者，此方主之。

夫面色痿白，则望之而知其气虚矣。言语轻微，则闻之而知其气虚矣。四肢无力，则问之而知其气虚矣。脉来虚弱，则切之而知其气虚矣。如是则宜补气。是方也，人参甘温质润，能补五脏之元气。白术甘温健脾，能补五脏之母气。茯苓甘温而洁，能致五脏之清气。甘草甘温而平，能调五脏愆和之气。四药皆甘温，甘得中之味，温得中之气，犹之不偏不倚之君子也，故曰四君子。

六君子汤

人参　白术　茯苓　甘草　半夏　陈皮

气虚，痰气不利者，此方主之。

《内经》曰：壮者气行则愈，怯者着而成病。东南之土卑湿，人人有痰，然而不病者，气壮足以行其痰也。若中气一虚，则不足以运痰而痰证见矣。是方也，人参、白术、茯苓、甘草，前之四君子也，所以补气。乃半夏则燥湿以制痰，陈皮则利气以行痰耳。名之曰六君子者，表半夏之无毒，陈皮之弗悍，可以与参、苓、术、草比德云尔！

补中益气汤

人参去芦　炙甘草各一钱　黄芪一钱五分，炙　升麻三分　白术炒　当归　陈皮　柴胡各五分

困乏劳倦，伤其中气者，此方主之。

中，脾也，坤也，万物之母。气，阳也，乾也，万物之父。过于困乏劳倦，则百骸皆虚。百骸既虚，必盗父母以自养，而中气大伤矣。不有以补之，则形气不几于绝乎？故用白术、甘草之平补者以补中。用人参、黄芪之峻补者以益气。土欲燥，则当归随以润之。气欲滞，则陈皮随以利之。而升麻、柴胡者，所以升乎甲胆乙肝之气也。盖甲乙者，东方生物之始。甲乙之气升，则木、火、土、金、水次第而生生矣。

二十四味流气饮和剂

陈皮　青皮　甘草炙　厚朴姜制　紫苏　香附各四两　大腹皮　丁香皮　槟榔　木香　草果　莪术炮　桂　藿香各一两半　人参　麦门冬　白术　赤茯苓　枳壳炒　石菖蒲　木瓜　白芷　半夏各一两　木通

上件每服五钱。

腹中气滞，痞闷不快，胸膈走痛者，此方主之。

气，阳也。升降出入，法乾之行健不息，使气无留滞，斯无痛苦。若人也，以寒、热、怒、恚、喜、忧、愁七气干之，则痞闷痛楚之疾生尔。今夫寒则气收，收则气不流矣。故用丁皮、肉桂、草果之属温而行之。热则气亢，亢则气不流矣，故用麦门冬、赤茯苓、木通之属清而导之。怒则气逆，逆则气不流矣，故用槟榔、枳壳、厚朴、木瓜之属抑而下之。恚则气积，积则气不流矣，故用青皮、陈皮、腹皮、木香、莪术之属快而利之。喜则气缓，缓则气不流矣，故用人参、白术、甘草之属补而益之。忧则气沉，沉则气不流矣，故用白芷、紫苏之属升而浮之。愁则气郁，郁则气不流矣，故用香附、菖蒲、半夏、藿香之属利而开之。或问：七气之来，岂能并至？方以二十四味，何示人以弗精专也？余曰：气证与诸证不同。诸证者，痰、血、积、食属于有形，故着于一处，偏于一隅，可以单方治也。若夫七情之气，属于无形，上下左右散聚无常，故集辛香之品而流动之，虽二十四味，不厌其繁，譬之韩侯之兵，多多益善云尔！

血证门第二十一

叙曰：血营气卫，胥有义焉。阴在内，阳之守也，故曰营。阳在外，阴之卫也，故曰卫。二者宜调而不宜病，血一不调，则营守乎中者，反出于外而败之，微者迫于热，盛者真阳不足以运血，而卫亦败也。今考名方二十八首，酌而用之，则调元之手矣。

四 物 汤

当归酒洗　熟地黄各三钱　川芎酒洗，一钱五分　白芍药酒炒，二钱

血不足者，此方调之。

气、血，人身之二仪也。天地之道，阳常有余，阴常不足。人与天地相似，故阴血难成而易亏。是方也，当归、芍药、地黄，味厚者也，味厚为阴中之阴，故能出血。川芎味薄而气清，为阴中之阳，故能行血中之气。然草木无情，何以便能生血？所以谓其生血者，以当归、芍药、地黄能养五脏之阴，川芎能调营中之气，五脏和而血自生耳。若曰四物便能生血，则未也。师云：血不足者，以此方调之则可。若上下失血太多，气息几微之际，则四物禁勿与之。所以然者，四物皆阴，阴者天地闭塞之令，非所以生万物者也，故曰禁勿与之。

当归补血汤

当归二钱　黄芪一两

男、妇肌热，目赤面红，烦渴引饮，脉来洪大而虚，重按全无者，此方主之。

血实则身凉，血虚则身热。或以肌困劳役虚其阴血，则阳独治，故令肌热、目赤、面红、烦渴引饮。此证纯象伤寒家白虎汤之证，但脉大而虚，非大而长，为可辨尔！《内经》所谓脉虚血虚是也。当归味厚，为阴中之阴，故能养血，而黄芪则味甘补气者也。今黄芪多于当归数倍，而曰补血汤者，有形之血不能自生，生于无形之气故也。《内经》曰：阳生阴长，是之谓尔！东垣云：此证误服白虎者必死。当须识此，勿令误之。

独 参 汤

人参去芦，二两

凡上下失血过多，脉微欲绝者，急以此方主之。

血者气之守，气者血之卫，相偶而不相离者也。一或失血过多，则气为孤阳，亦几于飞越矣，故令脉微欲绝。斯时也，有形之血不能速生，几微之气所宜急固。故用甘温之参以固元气，所以权轻重于缓急之际也。故曰血脱益气，古圣人之法。或者不达此理，见其失血而主四物汤，则川芎之香窜，能散几微之气，而当归、芍药、地黄，皆滋阴降下之品，不能生血于一时，反以失救死之权，而遗人夭殃矣。医云乎哉？

八 珍 汤

人参去芦　白术炒　茯苓去皮　炙甘草　当归酒洗　川芎酒洗　芍药酒炒　地黄

血气俱虚者，此方主之。

人之身，气血而已。气者百骸之父，血者百骸之母，不可使其失养者也。是方也，人参、白术、茯苓、甘草，甘温之品也，所以补气。当归、川芎、芍药、地黄，质润之品也，所以补血。气旺则百骸资之以生，血旺则百骸资之以养。形体既充，则百邪不入，故人乐有药饵焉。

犀角地黄汤

生犀角镑　生地黄　白芍药　牡丹皮

吐衄不止者，此方主之。

口出血曰吐，鼻出血曰衄。火逆于中，血随火上，有此二证。然吐血责之腑，衄血责之经，求其实，则皆炎上之火也。火者，心之所司，故用生犀、生地以凉心而去其热。心者，肝之所生，故用丹皮、芍药以平肝而泻其母,此穷源之治也。今人治吐血者,以凉水濯其两足,此釜底抽薪之意也。治衄血者,以凉水拊其后颈,此责其火于太阳经也,皆是良法。互考见咳嗽门、痘门。

四 生 丸

生荷叶　生艾叶　生地黄　生柏叶

四件烂捣，丸如鸡子大。每服一丸。

阳乘于阴,血热妄行,或吐或衄,此方亦良。

统而论之,生之则寒,则四生皆能去火。析而论之,则荷、艾轻香,去火于气。苄、柏质实,泻火于阴。火去则血归经,而吐衄愈矣。

黄连解毒汤

黄连　黄芩　黄柏　栀子各三钱，炒

阳毒，上窍出血者，此方主之。

治病必求其本。阳毒上窍出血，则热为本，血为标。能去其热，则血不必治而自归经矣，故用连、芩、栀、柏苦寒解热之物以主之。然惟阳毒实火用之为宜。若阴虚之火，则降多亡阴，苦从火化，而出血益甚，是方在所禁矣。

人 中 白

新瓦上逼干，温汤调下三钱。

衄血不止者，此方主之。

人中白，即《本草》溺白垽也。其味咸寒，咸则能入血，寒则能胜热。其味厚于人便，故其奏功尤捷。

生地黄自然汁

取生苄十余斤，只用新布拭净捣绞取汁，勿用生水洗之。

吐衄不止者，此方亦良。

东垣曰：生地黄，凉心火之血热，泻脾土之湿热，止鼻中之衄热，除五心之烦热。故吐衄之疾，取自然汁呷之，血凉而止。

茜　根　散

茜根　阿胶　黄芩　侧柏叶　生地黄各一两　炙甘草五钱

阴虚衄血者，此方主之。

阴阳之在人，平则治，偏则病。若肾阴一虚，则阳胜矣，故载血上行而令衄。是方也，阿胶能补虚，黄芩能养阴，甘草能缓急，茜根、侧柏、生地黄，则皆去血中之热，能生阴于火亢之时者也。

黄芩芍药汤

黄芩炒　白芍药酒炒　甘草各三钱

阴火载血上行，衄而不止者，此方亦主。

黄芩之苦能降火，芍药之酸能收阴，甘草之甘能缓急。

止　衄　散

黄芪六钱　赤茯苓　白芍药　当归　生地黄　阿胶各三钱

饥困劳役，动其虚火，致衄不止者，此方主之。

饥困劳役而动其火，其人本虚可知矣。虚火可补，故用黄芪、当归、阿胶甘温之品以补之。然赤茯苓能导丙丁，白芍药能收阴气，生地黄能凉血热。三物者，去血中之热，自是冲和，与芩、连苦寒之剂殊别。实火宜用连、芩，虚火则惟此类为宜也。若问：虚火、实火，何以辨之？余曰：声高气壮为实火，言而微终日复言为虚火。

人 参 饮 子

人参　黄芪各一钱五分　麦门冬　当归　甘草　白芍药各一钱　五味子九粒

暑月衄血，此方主之。

《内经》曰：必先岁气，无伐天和。故时当暑月，则肺金受克，令人乏气之时也，理宜清金益气。清金故用麦门、五味。益气故用甘草、参、芪；芍药之酸，所以收其阴。当归之辛，所以归其血。此亦虚火可补之例也。

榴花散

百叶榴花晒干为末

衄不止者，以此末吹入鼻中，立止。

榴花之红，有使入血。榴花之涩，可使止血。一夫当关，此药近之。

丹溪咳血方

青黛飞　瓜蒌仁去油　诃子肉　海粉去炒　山栀炒黑，等分

咳嗽痰血者，此方蜜丸噙化。

肺者,至清之脏,纤芥不容,有气有火则咳,有痰有血则嗽。咳者有声之名,嗽者有物之义也。青黛、山栀所以降火,瓜蒌、海粉所以行痰,诃子所以敛肺。然而无治血之药者,火去而血自止也。

人溺

咳血者，宜此一物饮之。

褚澄，齐之圣医也。其遗书曰：咳血不易医，喉不容物，毫发必咳，血渗入喉，愈渗愈咳，愈咳愈渗，饮溲溺则百不一死，服寒凉则百不一生。吾于是乎师其言矣。

圣饼子

青黛一钱　杏仁四十枚，去皮尖

以黄芪煎汤炒黄色，二味研作饼子，入柿饼内，湿纸包煨，

连柿饼研细，米饮调服。

咯血者，此方主之。

咯血者，咯而出血，责之脾胃也。青黛去土中之火，杏仁利中宫之气。气利火去则不咯，不咯则不血矣。

荷 叶 散

荷叶不拘多少，焙干为末。

咯血，此方亦良。

气分有火，则令人咯，久久咯之，则动其血。褚氏曰：血虽阴类，运之者其和阳乎！荷叶有仰盂之形，得震卦之象，有轻香之气，得清和之体，故能和阳定咯而运血。

大 补 丸

黄柏一物，炒褐色作丸。

呕血者，此方主之。

呕与咯不同，声出于上焦为咯，重而短也。声出于下焦为呕，浊而长也。黄柏苦而润，苦故能泻火，润故能就下也。

侧 柏 散

侧柏叶一味，为末。

米饮调下三钱。

此亦治呕血之方也。

侧，阴象也。柏，遇寒而不凋，得阴气之最厚也，故能入阴而泻呕逆之火。然其性微香，则其妙又能和阳，而不偏于阴矣。此其所以为良也。

晚漱治牙宣

牙宣者，齿根出血也，此以肥甘之热致病。每于晚膳后，以茶漱而洁之，则病愈矣。

小蓟饮子

小蓟　生地黄　滑石　通草　蒲黄炒　藕节　淡竹叶　当归　栀子炒　甘草各半两

上焦结热血淋者，此方主之。

下焦之病，责于湿热。法曰：病在下者，引而竭之。故用生地、栀子凉而导之，以竭其热。用滑石、通草、竹叶淡而渗之，以竭其湿。用小蓟、藕节、蒲黄消而逐之，以去其瘀血。当归养血于阴，甘草调气于阳。古人治下焦瘀热之病，必用渗药开其溺窍者，围师必缺之义也。

小蓟琥珀散

小蓟　琥珀等分，为末

此亦治血淋之方也。

蓟根能治下焦瘀血，琥珀能治膀胱积热。

牛膝膏

牛膝三斤，煎膏一斤，空心盐水化下四钱。

此亦血淋之方也。

牛膝质润而苦咸，形实而修长。质润故能活血，苦咸故能胜热，形实故能就下，修长，故能导小肠而利膀胱。

玄胡索散

玄胡索一两　朴硝三分

分二次服。

此治阳邪陷入下焦，令人尿血之方也。

阳邪者，热病伤寒之毒也。下焦者，阴血所居，阳邪入之，故令尿血。玄胡索味苦而辛，苦故能胜热，辛故能理血。佐以朴硝，取其咸寒，利于就下而已。

胃 风 汤

人参去芦　白术炒　茯苓去皮　川芎洗净　当归酒洗　白芍药炒　桂炒，等分

风邪入于肠胃，泄下鲜血，或肠胃湿毒，下如豆汁瘀血者，此方主之。

风，阳邪也，血得之则善行，故下鲜血。湿，阴邪也，血得之则败坏，故如豆汁。气血虚而后邪凑之，故用人参、白术、茯苓以补气。用川芎、当归、芍药以养血。肉桂之辛，可以散风邪，肉桂之热，可以熯湿毒，血药得之可以调营，气药得之可以益卫。又曰：白术、茯苓能壮脾而疗湿，川芎、肉桂能入血而驱风。

槐 花 散

槐花炒　侧柏叶　荆芥穗　枳壳麸炒，等分

共为末，每服三钱，空心下。

肠风、脏毒下血，此方主之。

槐花、侧柏能凉大肠之血，荆芥、枳壳能疗大肠之风。风热相搏者治之良。

酒煮黄连丸

黄连十二两　好酒五升

煮干，为末作丸。每服三钱。

湿热酒毒，令人便血者，此方主之。

黄连，苦寒枯燥之物也。苦寒故能胜热，枯燥故能胜湿。而必煮以酒者，非酒不能引之入血也。

柏灰散

侧柏叶一味，春东、夏南、秋西、冬北取来。

烧灰调下二钱。

脏毒下血不止者，此方主之。

脏毒之初宜凉血，凉血皆苦寒之药，久久则气寒，而血益不固矣。法曰：涩可以固脱，故用柏灰之涩以止之。四时采之，必辨其方者，取其得气之厚也。他如干柿饼烧灰亦良。

人参樗皮散

人参去芦　樗根白皮等分

每末三钱。

脏毒挟热下血，日久不止者，此方主之。

脏毒，肠毒也。挟热者，谓挟客热与饮酒之类也。日久不止，则气亦虚，而不足以固血矣，故用人参之甘以补气，樗根之涩以固血。补以举之，涩以劫之，杂霸之治也。

脱肛门第二十二

叙曰：脱肛，一也，有寒热之判焉。又能进之而辨气血中之寒热，则精艺者也。今考古方三首，表其要者尔！

丹溪脱肛方

人参　黄芪　川芎　当归　升麻

久泻脱肛者，此方主之。

泻久则伤气，下多则亡阴，是气血皆亏矣，故令广肠虚脱。气不足者，补之以甘温，故用参、芪。阴不足者，养之以厚味，故用芎、归。下者举之，故用升麻。

举 肛 丸

半夏　天南星　枯白矾各五钱　枯红矾　鸡冠花炒　白附子各五两　诃子肉煅　黑附子生　枳壳各一两　猬皮二枚，炙　瓜蒌一枚，烧存性　胡桃仁十五枚，烧存性

共为末，醋糊作丸。空心温酒下三十丸。

泄泻虚寒脱肛者，此方主之。

湿盛则濡泻，久泻则胃虚，胃虚则脏寒，脏寒则无阳以升举，故令肛肠脱而不上。燥能去湿，故用半夏、南星。枯能制湿，故用红、白枯矾。温能暖脏，故用黑、白附子。乃若鸡冠花、刺猬皮、枳壳所以驱风。而诃子、瓜蒌、胡桃仁之灰，取其涩以固脱也。

收 肛 散

熊胆五分　孩儿茶三分　冰片一分

共为细末，乳调涂肛上，热汁下而肛收矣。

热泻脱肛者，用此方涂之良。

热则肛门涩，涩则便不易出，不易出则令人努责，努责之久，则令脱肛。此与寒脱不同者，此则肛门涩，寒脱则洞泄而不涩也。苦可以胜热，故用熊胆。涩可以固脱，故用儿茶。辛可以拔邪，故用冰片。

呕吐门第二十三

叙曰：呕有声长、声短之辨，吐有见痰、见食之分，参之以脉证，合之以颜色，问之以从来，始为无失。毋但曰呕吐小疾而忽之，常见肝实之证，令人呕吐不已而死者。兹考六方，志其略尔！

二陈加山栀黄连生姜汤

半夏 陈皮去白 茯苓 甘草炙 山栀子炒黑 黄连炒 生姜等分

胃中有热，膈上有痰，令人呕吐者，此方主之。

有声之谓呕，有物之谓吐。声者，气与火也。物者，痰与涎也。半夏燥痰湿，茯苓渗痰湿，陈皮利痰气，甘草益脾气，此二陈治痰之旨也。苦可以泻火，故用栀子。辛可以行滞，故用生姜。

六君子汤

人参 白术 茯苓 甘草各二钱 半夏 陈皮各一钱

久病胃虚，闻谷气而呕者，此方主之。

胃者，水谷之海，仓廪之官也，故胃强则善谷，胃弱则闻谷而呕。经曰：安谷者昌，失谷者亡。奈之何而不急治乎？故人参、白术、茯苓、甘草，气味甘温，可以益胃。陈皮、半夏，气味辛利，可以破呕。

理中加丁香汤

人参 白术炒 甘草炙 丁香 干姜炒

呕吐，腹痛者，此方主之。

呕吐而痛即止者为火，呕吐而痛不止者为寒。然寒则收引，胡然能吐？师曰：寒胜格阳，故令吐也。治寒以热，故用丁香、干姜之温。吐多损气，故用人参、白术、甘草之补。

竹茹汤

葛根三钱 半夏制 竹茹各二钱 甘草一钱

伤寒正汗后，余热留于阳明、少阳，必令作呕，此方主之。

阳明，胃也。少阳，胆也。有辨焉，口渴者热在胃，口苦者热在胆也。兼而有之，则二经均有留热矣。是方也，干葛清胃，竹茹清胆，半夏破逆，甘草调阳。

雄矾瓜蒂散

雄黄　明矾　苦瓜蒂炒，各五分

共为末，酒服。

呕而流涎，脉平者，虫家证也。主此方吐之。

虫动则流涎，胃痒则令呕，脉平者，得平人无病之脉，不迟不数，无寒无热也。雄黄气悍，明矾苦涩，杀虫之品也。佐以瓜蒂之善涌，则虫立吐而出矣。又曰：实而能吐者，主以此方。虚而不能吐者，宜主伤寒门乌梅丸。

六味地黄丸

熟地黄八两　山茱萸　山药各四两　牡丹皮　白茯苓　泽泻各三两　蜜丸。

阴虚于下，令人多呕者，主此方盐汤吞之。

《脉解篇》曰：诸阳气浮，无所依从，故呕、咳、上气喘。此阴虚于下，而令孤阳上浮尔！是方也，熟地、山萸，质润味厚，可使滋阴。丹皮、泽泻，气味咸寒，可制阳光。山药、茯苓，味甘而淡，可使调中土。是六物者，皆有益于阴也，故主之。

呃逆门第二十四

叙曰：呃逆一也，中下判焉。中焦呃逆其声短，水谷之病也。下焦呃逆其声长，虚邪相薄也。今考古方三首，辨其上下，察其虚实，则十全之工矣。若呃逆日久而且吞酸，则翻胃之前驱也，从火治之。

橘皮竹茹汤

橘皮 竹茹各一升 人参 生姜各半两 甘草炙，二两 大枣三十枚

大病后，呃逆不已，脉来虚大者，此方主之。

呃逆者，由下达上，气逆作声之名也。大病后，则中气皆虚，余邪乘虚入里，邪正相搏，气必上腾，故令呃逆。脉来虚大，虚者正气弱，大者邪热在也。是方也，橘皮平其气，竹茹清其热，甘草和其逆，人参补其虚，生姜正其胃，大枣益其脾。

丁香柿蒂竹茹汤

丁香三粒 柿蒂 竹茹各三钱 陈皮一钱

大病后，中焦气塞，下焦呃逆，此方主之。

大病后，五脏皆伤，升降失常，故令中焦否塞，五脏之阴既伤，则少阳之火奋于下，故令下焦呃逆，直冲清道而上也。是方也，丁香、陈皮，辛温者也，理中气之否塞。竹茹、柿蒂，苦寒者也，疗下焦之呃逆。或问：降逆何以不用栀、柏？余曰：此少阳虚邪，非实邪也，故用竹茹、柿蒂之味薄者以主之。若栀、柏味厚，则益戕其中气，否塞不益盛乎？古人盖亦深权之矣。

木香调气散

木香 檀香 白蔻仁 丁香各三两 砂仁四两 甘草炙 藿香各半两

共为末，每服二钱，盐汤下。

中焦呃逆者，此方主之。

中焦者，水谷之海，仓廪之区也。其呃逆责之谷气，故用砂仁、蔻仁以化食，木香、丁香、檀香、藿香以调气，甘草以和

中，盐汤以润下。或问：中焦呃逆，与下焦呃逆何以辨？余曰：彼则由于大病后，此则得之饮食后也。又中焦之呃逆轻而短，下焦之呃逆恶而长，其辨判然矣。

翻胃门第二十五

叙曰：翻胃一证，古今难之。若胃脘未枯，皆为可治。借曰枯之，则从容用药，犹可久延。若造次不察病理，非惟无益，而又害之矣！今著六考，宜于言外而变通之。

韭汁牛乳饮

韭汁　牛乳等分

时呷之。

胃脘有死血，干燥枯槁，食下作痛，翻胃便秘者，此方主之。

翻胃者，胃不能安谷，食下即出之名也。嗜酒躁暴之人，多有此疾。胃脘有死血者，醇酒渍胃，久积瘀热之所致也。干燥枯槁者，躁急心热之所致也。有枯燥，故令食下作痛。有积热，故令翻胃便秘。韭汁味辛，能消瘀行血。牛乳甘温，能养血润燥。

驴尿一物饮

驴尿，每服呷二合。

郁火翻胃者，此方主之。

火郁于中，治以辛香开胃之药，益滋其燥，非所宜也。驴尿辛膻，可使开郁，然为浊阴之所降，则可以济火矣。唐贞观中，许奉御及柴、蒋等，时称名医，奉敕治翻胃，竭其术，竟不能疗，渐至羸惫，死在旦夕。忽有术士云：服驴子小便极验。旦服二合，午食惟吐一半。晡时又服二合，人定时食粥，吐即定。后奏知大内中，五六人患翻胃，同服，一时俱瘥。卢和著《丹溪纂要》，谓入驴尿以防生虫，此未究理者也。

螺 泥 丸

取田中大螺，不拘多少，用新水养之，取其吐出之泥，阴干为丸。每服三十丸，藿香汤下。

积热翻胃，此方亦良。

螺性至凉，泥性至冷，故可用之清胃。吞以藿香汤，假其辛芳开胃而已。

九蒸大黄

诸逆冲上，皆属于火，故用大黄酒润九蒸晒之，取其无伤胃气而能去火。此久练之将军也。

附 子 散

附子一枚

干姜煎汤润七次为末，每服三钱。

寒痰翻胃者，此方主之。

膈上有寒痰，壅塞中、下二焦之气，阴遏其阳，畜极而通，则令翻胃。附子辛热，能解寒痰，寒痰既解，则气道疏通，而无畜极之阳矣，故翻胃顿除。

三花神祐丸

甘遂 芫花 大戟拌温炒，各半两 黑丑二两，取头末 大黄一两 轻粉一钱

共为末，水丸。每服五丸，渐加五丸，以快利为度。

积痰满胃，食下即吐，宜主此方。

胃中纯是痰，则遏下焦少阳之火。畜极而通，必作翻胃者，

势也。以平剂治之，则经年不效，故聚甘遂、芫花、大戟、黑丑、大黄峻厉之品以下之。方内有轻粉，一可以逐风涎，一可以解遂、芫、戟、丑之辛烈。此大毒类聚为丸，瞑眩之剂也。惟声重、脉来有力者能行之。若言微，脉来无力者，勿轻与也。

噎膈门第二十六

叙曰：近代医籍，翻胃、噎膈，混作一证。今考于汉、唐之上，有翻胃，有噎，有膈。要之，翻胃自是不同，而噎，而膈，则可混一而治也。考方八首，明者辨之。

《深师》七气汤

干姜　黄芩　桂心　半夏　甘草　橘皮　干地黄　芍药各二两　桔梗三两　枳实五枚　人参一两　吴茱萸五合

气噎膈者，此方主之。

噎膈者，有物噎塞，防碍饮食之名。今人与翻胃浑然无辨，非古也，深师、孙真人之传也。七气者，寒气、热气、怒气、恚气、喜气、忧气、愁气也。气者，运行不息之物，故气行则治，气郁则病。冲和则治，乖戾则病。是方也，辛可以行气，故用干姜、肉桂、吴萸、半夏、陈皮之辛。苦可以降气，故用黄芩、枳实、桔梗之苦。脾虚则不能运气，故用人参、甘草以益脾。肝肾弱则不能吸气，故用地黄以滋肾，芍药以和肝。

韭汁饮

生韭汁　醇酒等分

每服二合，日二。

血噎膈者，此方主之。

汉医但称噎、称膈而已，后之方书称五噎、五膈。五噎者，气噎、忧噎、劳噎、食噎、思噎也。五膈者，忧膈，恚膈、气膈、寒膈、热膈也。立言虽曰有五，说证其实未周。今不拘其说，只据世人所有之证而订其方焉。血噎膈者，或因跌扑，或因大怒，血积胸膈，久久凝结，令人妨碍饮食，得热则宽，得寒则痛是也。生韭汁，能解畜血之瘀结，佐以醇酒，行其势也。

瓜蒌实丸

瓜蒌仁　枳壳　制半夏　桔梗

姜汁米糊为丸。

痰噎膈者，此方主之。

痰随气上，亦随气下，故瓜蒌、枳壳、桔梗，皆下气药也。痰以湿生，必以燥去，故半夏者，燥湿之品也。或问：桔梗为诸药之舟楫，浮而不沉者也，何以下气？余曰：甘者恋膈，苦者下气，轻者上浮，苦者下降，此药之性也。桔梗甘而苦，为阳中之少阴，故初则恋膈，久则下气矣。痰盛者，宜于痰门诸方消息之。

回　令　丸

黄连六两　吴茱萸一两，水煮少时，晒干

共末为丸。

火噎膈者，此方主之。

此即左金丸也。曰回令者，黄连之苦能胜热，可以回其火令也。以吴茱萸之辛热佐之，取其反佐以从治尔！

食郁越鞠丸

山楂　神曲　砂仁　香附童便制　苍术米泔浸七日　抚芎　栀子

食噎膈者，此方主之。

食不自膈也，或由气塞，或由火郁，然后停食而作食膈。故用香附、苍术、抚芎以顺气，栀子以泻火，山楂、神曲、砂仁以消食。昔齐王中子诸婴儿，病烦惫食不下，时呕沫，仓公视之曰：食膈病也，作下气汤以饮之。其方今不可考矣。若芩连枳术丸、木香槟榔丸，义亦近之。

蒜 齑 酢

《太平御览》云：华佗行道，见一人病噎，嗜食而不得下，家人车载欲往就医。佗闻其呻吟，驻车往视，语之曰：向来道傍卖饼者，有蒜齑大酢，从取三升饮之，病即当瘥。即如佗言，立吐蛇一条。悬之车边，欲造佗，佗尚未还，佗家小儿戏门前，迎见，自相谓曰：客车边有物，必是遇我公也。疾者前入，见佗壁悬此蛇辈以十数。昆谓蒜味辛热，为阳中之阳，能令人气实闷乱而自吐，若蛇虫蛊瘕，犹为宜之。《褚氏传》曰：褚澄以蒜一升，吐李道念之鸡雏。《齐谐记》云：郭坦之儿，食蒜一畦，吐消食笼于顷刻。蒜之妙用如此，今之医者，罕能知之。或问：何以不用瓜蒂散？余曰：伤寒内热者，宜吐以瓜蒂散之苦寒。虫瘕痼冷者，宜吐以蒜酢之辛热。人知苦能吐热，而不知热能吐寒，故特表而出之。

染 靛

《广五行记》：永徽中，绛州有僧病噎，妨食数年，临死遗言，令破喉视之。得一物似鱼而有两头，遍体悉是肉鳞，致钵中，跳跃不止，以诸味投钵中，皆化为水。时寺中方刈蓝作靛，试取少靛致钵中，此虫绕钵畏走，须臾化为水。昆谓此虫湿热所生，湿从土化，热从火化。靛之为物，色青而性寒，是禀东方之木色，与北方之水味最厚者也。水足以制火，木足以克土，此五行之理也。故足以化湿热之虫。自有五行以来，上而万象，下而万类，一为克制，无不化之，况于此虫乎？

楮实汤

南唐烈祖，因食饴喉中噎，国医皆莫能愈，时吴廷绍尚未知名，进楮实汤一服，疾失去。群医默识之，他日取用，皆不验。或叩之，答曰：噎因甘起，故以楮实汤治之。其方今不可考，但发此二句，便知其为良医。《内经》曰：甘者令人中满，故其气上溢，奈何不作嗌乎？又曰：酸胜甘，则治法思过半矣。

情志门第二十七

叙曰：情志过极，非药可愈，须以情胜。故曰：怒伤肝，悲胜怒。喜伤心，恐胜喜。思伤脾，怒胜思。忧伤肺，喜胜忧。恐伤肾，思胜恐。《内经》一言，百代宗之，是无形之药也。今考神良之医士十一事，明者触类而通之，则术在我矣。

文挚，齐人也。齐威王病，发使召文挚。挚至，谓太子曰：王病，怒则愈。王若即杀臣，奈何？太子曰：无虑，我当救之，文挚于是不时来见王，及来，不脱履而登床，王大怒，使左右持下将烹之。后及太子叩头请救，王怒遂解，赦挚，因此病愈。所以然者，王之病，得于思，故以怒胜之。

《魏志》云：有一郡守病，华佗以其人甚怒则瘥，乃受其货而不加功，无何弃去，留书骂之。守果大怒，令人追杀，守子知之，嘱吏勿逐，瞋恚不已，吐黑血数升而愈。所以然者，守之病，亦本于思也。经曰：思则气结。气结者，阴翳之根也，故用暴怒以伤其阴，使之归于平调而已。

《邵氏闻见录》云：州监军病悲思，其子迎赫允治之，允告其子曰：法当甚悸即愈。时通守李宋卿御吏严甚，监军内所畏也，允与其子请于宋卿一造，问责其过失，监军惶怖汗出，疾乃愈。盖悲思则气结，惊怖则气浮，浮则气不结矣。此亦以情相胜也。

赵知则，太原人，因喜成疾。巢氏医脉之，为之惊异，出取药，竟不与之。数日，赵悲哭辞家人曰：处世不久矣。巢知其将愈，使人慰之。诘其故，引《素问》恐胜喜以对，可谓得玄关者也。

一妇正产之时，收生妇以温水进之，误进鹿角脂。鹿角脂，女子涂鬓物也。因哇而舌出，产后数日不能收，医药屡不应。甄立言最后至，以朱砂涂其舌，仍命作产子状，以两妇人掖之，乃使人潜于壁外，多捧缶器，向危处掷地作声，声闻而舌收矣。所以然者，恐则气下故也。先用朱砂涂其舌者，恐其惊气入心，故为未然之防尔！

韩丞相疾，天方不雨，更十医罔效。左友信最后至，脉已，则以指计甲子曰：某日当雨，竟出。韩疑曰：岂谓吾疾不可为耶，何言雨而不及药我也？既而其夕果雨。韩喜，起而行乎庭，达旦，疾若脱去。乃召左至而问之，对曰：公相之疾，以忧得之。私计公相忠且仁，方今久旱，必为民忧，以旱为忧，必以雨而瘳，理固宜然，何待药而愈耶？此亦《素问》喜胜忧也。

一女许婚后，夫经商二年不归，因不食，困卧如痴，无他病，竟日向壁而卧。其父迎丹溪翁治之，告以故。翁脉毕，谓其父曰：此思则气结也，药难独治，得喜可解。不然，令其怒。于是，掌其面，诬以外情，果大怒而号泣者三时，令解之，即求食矣。所以然者，悲则气消，怒则胜思故也。翁谓其父曰：病虽瘥，得喜方已。乃谕以夫回，既而果然，疾亦不举。

一县差，拿犯人，以铁索项所犯至县，行至中途，其犯投河而死。犯家告差人索骗威逼至死，及能脱罪，未免破财，忧愤成病，如醉如痴，谬言妄语，无复知识。其主延戴念仁视之，戴云：此以费财而病，必以得财而愈。乃命作三锡锭如银状，预置于泥沟之中，候其至时，诈以锁钥误堕其中，命探之，乃出三锡锭，主曰：银也，吾不用此弗义之财，悉以与汝。其差握视不置，病遂日愈。此亦喜胜忧也。

一女子，母甚是相爱，既嫁而母死，遂思念不已，精神短少，恹恹嗜卧，诸药不应。其夫延韩世良治之，韩曰：此病得之于思，药不易愈，当以术治之。乃贿一巫妇，授以秘语。一日，夫谓妻曰：汝之念母如此，不识彼在地下，亦念汝否，吾当他往，汝盍求巫妇卜之？妻欣诺，遂召巫至。焚香礼拜，而母灵降矣，一言一默，宛然其母之生前也。女遂大泣，母叱之曰：勿泣，汝之生命克我，我遂早死。我之死，皆汝之故，今在阴世欲报汝仇，汝病恹恹，实我所为，我生则与尔母子，死则与尔寇仇矣。言讫，女改容大怒，诟之曰：我因母病，母反我害，我何乐而思之！自是而病愈矣。此亦以情疗之也。

谭植，素谨言，为韶州佐。一日，会堂属官，筵中有萝卜颇大，众羡之，谭曰：尚有大如人者。众皆笑以为无。谭悔恨自咎曰：人不见如是大者，而吾以是语之，宜其以吾言为妄且笑也。因而忧愤，连日不能食。其子煌，读书达事，思父素不轻言，因愧赧成疾，必实所言，始可疗病，遂遣人至家，取萝卜如人大者至官所，复会堂属，强父扶疾而陪，酒至数巡，以车载至席前，众皆惊讶，其父大喜，厥旦疾愈。此亦《素问》喜胜忧也。

何解，陈留人也。一日，与河南尹乐广会饮于赵修武宅，酒至数杯，忽见杯底有似一小蛇，咽之入口，亦不觉有物，但每每思而疑之。日久觉心疼，自思小蛇长大，食其五脏，医药不愈。久之，又会酒赵宅，才执杯，又见小蛇，乃置杯细视之，见赵宅梁上有角弓，却是弓梢影于酒底，因此解疑，其疾遂无。此以情疑而病，必以疑解而瘥，向来以药治之，皆无验也。

卷之四

脾胃门第二十八

叙曰：脾胃，人身之坤元也。至哉坤元，万物资生，故脾胃为百骸之母。东垣所以擅名当世者，无他长焉，知脾胃之为要尔！庸师治病，坏人脾胃者多矣，此欲养其子者，先戕其母也，岂豫养之道哉！今考六方于下，庶几乎调元之补也。

参苓白术散

人参　茯苓去皮　白术炒　砂仁　甘草炒　山药　桔梗炒　薏苡仁炒　扁豆　莲肉

脾胃虚弱，不思饮食者，此方主之。

脾胃者，土也。土为万物之母，诸脏腑百骸受气于脾胃而后能强；若脾胃一亏，则众体皆无以受气，日见羸弱矣。故治杂证者，宜以脾胃为主。然脾胃喜甘而恶苦，喜香而恶秽，喜燥而恶湿，喜利而恶滞。是方也，人参、扁豆、甘草，味之甘者也。白术、茯苓、山药、莲肉、薏苡仁，甘而微燥者也。砂仁辛香而燥，可以开胃醒脾。桔梗甘而微苦，甘则性缓，故为诸药之舟楫，苦则喜降，则能通天气于地道矣。

钱氏益黄散

陈皮十两　丁香一两　青皮　诃子肉　甘草各五两

每服末二钱。

小儿脾虚不实，米谷不化，滑肠滞颐者，此方主之。

胃主受纳，脾主消磨，故能纳而不能化者，责之脾虚。滑肠者，肠滑而飧泄也。滞颐者，颐颔之下多涎滞也，皆土弱不能制水之象。火能生土，故用丁香。甘能补土，故用甘草。香能快脾，故用陈皮。涩能去滑，故用诃子。用青皮者，谓其快膈平肝，能抑其所不胜尔。

补中益气汤

人参 炙甘草各一钱 黄芪一钱五分 陈皮 白术 当归 柴胡各五分 升麻三分

饥困劳倦，中气虚弱者，此方主之。

中气者，脾胃之气也。五脏六腑，百骸九窍，皆受气于脾胃而后治，故曰土者万物之母。若饥困劳倦，伤其脾胃，则众体无以受气而皆病，故东垣谆谆以脾胃为言也。是方也，人参、黄芪、甘草，甘温之品也，甘者中之味，温者中之气，气味皆中，故足以补中气。白术甘而微燥，故能健脾。当归质润辛温，故能泽土。术以燥之，归以润之，则不刚不柔，而土气和矣。复用升麻、柴胡者，升清阳之气于地道也，盖天地之气一升，则万物皆生。天地之气一降，则万物皆死，观乎天地之升降，而用升麻、柴胡之意，从可知矣。或曰：东垣谓脾胃一虚，肺气先绝，故用黄芪以益皮毛，不令自汗而泄肺气，其辞切矣，予考古人之方而更其论，何也？余曰：东垣以脾胃为肺之母故耳！余以脾胃为众体之母，凡五脏六腑、百骸九窍，莫不受其气而母之，是发东垣之未发，而广其意耳，岂曰更论！

调中益气汤

黄芪一钱，炙 升麻三分 陈皮六分 木香二分 人参 甘草炙

苍术　柴胡各五分

脾胃不调而气弱者，此方主之。

脾胃不调者，肠鸣、飧泄、膨胀之类也。气弱者，语言轻微，手足倦怠也。补可以去弱，故用人参、黄芪、甘草，甘温之性行，则中气不弱，手足不倦矣。苍术辛燥，能平胃中敦阜之气。升麻、柴胡轻清，能升胃家陷下之气。木香、陈皮辛香，能去胃中陈腐之气。夫敦阜之气平，陷下之气升，陈腐之气去，宁有不调之中乎？

升阳顺气汤

升麻　陈皮去白　柴胡　草豆蔻　当归各一钱　黄芪四分　甘草　柏皮各五分　半夏姜制　人参各三分　神曲一钱五分

清气在下，浊气在上，令有胸膈饱胀，大便溏泄者，此方主之。

上件病由于饮食伤其脾气，不能升清降浊故耳！是方也，升、柴辛温升其清，清升则阳气顺矣。柏皮苦寒降其浊，浊降则阴气顺矣。人参、黄芪、当归、甘草补其虚，补虚则正气顺矣。半夏、陈皮利其膈，膈利则痰气顺矣。豆蔻、神曲消其食，食消则谷气顺矣。故曰升阳顺气。

升阳益胃汤

羌活　独活　防风　柴胡　白术　茯苓　泽泻　黄芪　人参　半夏　陈皮　黄连　甘草　白芍药

湿淫于内，体重节痛，口干无味，大便不调，小便频数，饮食不消，洒淅恶寒，面色不乐者，此方主之。

湿淫于内者，脾土虚弱不能制湿，而湿内生也。湿流百节，故令体重节痛；脾胃虚衰，不能运化精微，故令口干无味。中气既弱，则传化失宜，故令大便不调，小便频数，而饮食不消也。

洒淅恶寒者，湿邪胜也，湿为阴邪，故令恶寒。面色不乐者，阳气不伸也。是方也，半夏、白术能燥湿。茯苓、泽泻能渗湿。羌活、独活、防风、柴胡能升举清阳之气，而搜百节之湿。黄连苦而燥，可用之以疗湿热。陈皮辛而温，可用之以平胃气。乃人参、黄芪、甘草，用之以益胃。而白芍药之酸收，用之以和荣气，而协羌、防、柴、独辛散之性耳。仲景于桂枝汤中用芍药，亦是和荣之意。古人用辛散，必用酸收，所以防其峻厉，犹兵家之节制也。

伏 龙 肝

伏龙肝者，灶中之土也。土性可以益脾，久于薪火，可以温中，脾胃虚弱者，药内宜加入之。

伤食门第二十九

叙曰：食以养生，夫人之所急也。食以伤生，夫人之所失也。炎帝教民耒耜，为养生也。既而品尝百药，惧伤生也。养生之中，而有伤生之患，此君子所以慎口体之奉也。今考方药十九首，卫生者其小补哉！

升阳顺气汤

升麻 柴胡 当归 草豆蔻 陈皮各一钱 黄芪四钱 半夏 人参各三钱 甘草炙 柏皮炒，各五分 神曲炒，各一钱五分

食饮胸膈饱胀，大便溏泄者，此方主之。

《内经》曰：清气在下，则生飧泄。浊气在上，则生䐜胀。此由饮食伤脾，不能运化，失其升清降浊之令故耳！是方也，用升麻、柴胡以升其清阳之气，用柏皮以降其浊阴之䐜，用半夏、陈皮以利其膈，用豆蔻、神曲以消其食，用人参、黄芪、当归、

甘草以益其脾。如此则清气升，浊气降，滞气利，食气磨，而脾胃之气复其常矣。

保和丸

山楂肉二两　神曲　半夏　茯苓各一两　萝卜子　陈皮　连翘各五钱

饮食内伤，令人恶食者，此丸主之。

伤于饮食，故令恶食，诸方以厉药攻之，是伤而复伤也。是方药味平良，补剂之例也，故曰保和。山楂甘而酸，酸胜甘，故能去肥甘之积。神曲甘而腐，腐胜焦，故能化炮炙之腻。卜子辛而苦，苦下气，故能化面物之滞。陈皮辛而香，香胜腐，故能消陈腐之气。连翘辛而苦，苦泻火，故能去积滞之热。半夏辛而燥，燥胜湿，故能消水谷之气。茯苓甘而淡，淡能渗，故能利湿伤之滞。

枳术丸

白术二两，土炒　枳实一两，麸炒

荷叶包陈米饭，煨干为末糊丸。

健脾消痞，此方主之。

一消一补，调养之方也。故用白术以补脾，枳实以消痞，烧饭取其香以益胃，荷叶取其仰以象震。象震者，欲其升生甲胆之少阳也。此易老一时之方，来东垣末年之悟，孰谓立方之旨易闻耶？

枳实导滞丸

白术土炒　茯苓去皮　黄芩酒炒　黄连酒炒，各三钱　泽泻二钱　大黄一两　枳实麸炒　神曲各五钱

伤湿热之物，不得消化，而作痞满者，此方主之。

湿热之物，酒面之类也。燥以制湿，淡以渗湿，故用白术、茯苓、泽泻。苦以下热，寒以胜热，故用芩、连、枳实、大黄。盦造变化者，可以推陈而致新，故用神曲。

红 丸 子

京三棱醋煮　蓬莪术醋煮　陈皮去白　青皮麸炒，各五两　干姜炮　胡椒各二两

共为末，醋糊为丸，如梧桐子大，矾红为衣。每服三十丸。

伤寒冷之物，腹痛成积者，此方主之。

三棱、莪术，攻坚药也，故可以去积。干姜、胡椒，辛热物也，故可以去寒。青皮、陈皮，快气药也，故可以去痛。而必以醋糊为丸者，经曰酸胜甘，故用之以疗肥甘之滞。必以矾红为衣者，取其咸能软坚，枯能着癖也。

附子理中汤

附子去皮脐，炮　干姜炮　人参去芦　白术炒　甘草炙

口食冷物，客寒犯胃，中焦痛甚，脉沉迟者，急以此方主之。

凡吞冰饮泉及一切冷物，食之过其分量，则寒气凝于中焦，故令肚腹大痛。脉来沉者为里，迟者为寒。是方也，干姜、附子之辛热，所以温中散寒。人参、白术、甘草之甘温，所以益胃于被伤之后也。

葛花解酲汤

葛花　砂仁　白豆蔻　木香　陈皮去白　人参　茯苓各五分　神曲炒　白术炒　干生姜　青皮去瓤，炒　泽泻各一分

酒食内伤者，此方主之。

葛花之寒，能解中酒之毒。茯苓、泽泻之淡，能利中酒之

湿。砂仁、豆蔻、木香、青皮、陈皮之辛，能行酒食之滞。生姜所以开胃止呕，神曲所以消磨炙腻。而人参、白术之甘，所以益被伤之胃尔。

备　急　丸

大黄　巴豆去皮膜油　干姜各等分

共为末作丸。每服六分，以利为度。

饮食自倍，冷热不调，腹中急痛欲死者，急以此方主之。

脾胃以饮食而养，亦以饮食而伤，故饮食自倍，填塞至阴，上焦不行，下脘不通，则令人腹痛欲死。经曰：升降息则气立孤危，是也。以平药与之，性缓无益于治，故用大黄、巴豆夺门之将军以主之。佐以辛利之干姜，则其性益速而效益捷矣。

盐汤探吐法

烧盐四合　温汤二升

和匀饮之，以指探吐。

饮食自倍，胸膈饱胀，宜以此法吐之。

经曰：阴之所生，本在五味。阴之五宫，伤在五味。故饮食过之，则胸膈饱胀者势也。与其胀而伤生，孰若吐而去疾，故用盐汤之咸以软坚，复使探喉以令吐。

杏　仁

厨家造索粉，杏仁近之即烂。今后凡遇粉伤者宜加焉。此惟医余志之，诸书皆未道也。

糯　米

客有货瓜果者，一遇糯米，无不化烂。今后凡遇伤于瓜果者宜入之。

醇 酒

内则志八珍以养老，取牛肉必新杀者，绝其理而薄切之，湛诸美酒，期朝而食之，则酒之善于烂牛味也可知矣。今后凡遇伤于牛味者，宜使饮之。

橄 榄

舟人以橄榄木为樯，凡鱼触之，无有不死。又尝以橄榄木为桌，以鱼骨置之，少时柔软。今后凡遇食鱼而伤者及噎鱼骨者，皆宜用之。

白 曲

糯米一石，得白曲一斤，皆酿为酒。今后凡遇伤于粽糭者宜用之。

芽 茶

凡造饭成团，以芽茶沃之，粒粒散解。今后凡遇伤于百谷者宜入之。

山 楂即棠梂子

客有烹猪首者，或告之曰：是草猪母彘之首也，皮厚而不易烹，能多入山楂，则易烹矣。试之果然。今后但遇伤于肉味者，只此足矣。

淡 豆 豉

凡食煎炙面食，肥甘椒辣等物，令人焦烦消渴者，宜以淡豆豉一物煎汤主之。盖万物归于腐，又曰腐胜焦，淡豉原经盦造，而质已腐，则能腐化诸味矣，故称其良。

麝　香

凡花果草木，一触麝香，无不萎落。今后凡遇伤于果实蔬菜者宜主之。

枳　枸　子俗呼鸡距子

门外植枳枸木者，门内造酒，必不熟，屋内有此木作柱亦然。故曰：枳枸解酒，过于葛花。今后凡遇伤酒中酒者，宜用之。

吞酸门第三十

叙曰：吞酸，小疾也，可暂而不可久。或以疾小而忽之，此不知其为翻胃之渐也。《语》曰：毫末不斫，将寻斧柯。是故慎之。今考古方四首，盖曰防微杜渐云尔！

茱　连　丸

黄连一两，酒炒　黄芩酒炒　吴茱萸煮少时，晒干　陈皮各五钱　苍术七钱五分，泔浸七日

胃中湿热，抑遏肝火，令人吞酸者，此方主之。

湿郁则热，热郁则酸，故夏月饮食之类，以物覆冒之，其味必酸。曰肝火者，《洪范》曰：木曰曲直，曲直作酸，故责之肝。是方也，连、芩治热，热去则不吐酸。苍术燥湿，湿除则不生热。陈皮理气，气行则湿不郁。吴茱萸辛热而气臊，辛热可使就燥，气臊可使就肝，故能引连、芩入肝而泻肝火，此从治之义也。他如火门左金丸亦良。

加味平胃散

苍术泔浸七日　陈皮去白　厚朴姜汁炒　甘草炙　神曲炒　麦芽

宿食不化，吞酸呃臭，右关脉滑，此方主之。

食经宿而不化，有热则令人吞酸，无热则但呃臭而已。右关主脾胃，脉滑主停食。治此者，宜宽中下气，健脾消食。辛者可宽中，故用苍术、陈皮。苦者可下气，故用厚朴。甘者可健脾，故用甘草。奁造变化者能消食，故用神曲、麦芽。

火郁越鞠丸

山栀炒黑　青黛飞　香附童便浸五日　抚芎　神曲炒　苍术米泔浸七日

七情拂郁，吞酸，小便赤，脉来沉数者，此方主之。

一念动处便是火，故七情拂郁，皆能令人内热吞酸。小便赤为火。脉沉为郁，数为热。是方也，山栀、青黛之苦寒，可以导热。香附、苍术、抚芎之辛芳，可使解郁。神曲之陈腐，可使推陈而致新。

茱萸六一散

滑石六两　甘草一两　吴茱萸汤炮过，一两

此亦治湿热吞酸之方也。

滑石寒而淡，寒能胜热，淡能导利，故足以治湿热。吴茱萸味辛性热，能反佐以从治。甘草性温气平，能和中而泻火。

痞门第三十一

叙曰：痞，虚中之实也。许学士云：邪之所凑，其气必虚，留而不去，其病则实。故治痞者，一补一消。考方三首，表昔人之法尔！

枳实消痞丸

枳实麸炒 黄连炒，各五钱 厚朴姜炒，四钱 半夏曲 人参 白术各三钱 干生姜 甘草 茯苓 麦芽各二钱

心下虚痞，恶食懒倦，右关脉弦者，此方主之。

痞，与“否”同，不通泰也。《易》曰：天地不交而成否。故肺气不降，脾气不运，升降不通，而名痞也。脾为邪气乘之，不足以胜谷，故令恶食。脾者卑脏，役气于四肢，而后肢体强健，脾病则不能致气于肢体，故令懒倦。弦，肝脉也，木来克土，故令右关脉弦。是方也，枳实、黄连、厚朴之苦，可以下气。半夏曲、干生姜之辛，可以行滞。人参、甘草、白术、茯苓之甘，可使健脾。麦蘖善消，则可以推陈而致新矣！是疾也，功在慎口，经曰：阴之五宫，伤在五味，奈何不慎乎！

木香化滞汤

木香 生姜 陈皮各六分 柴胡七分 当归梢 枳实各四分 半夏一钱五分 红花二分 草豆蔻 炙甘草各二钱

忧气郁结，腹皮里微痛，心下痞满，不思饮食，此方主之。

上件病证，即六朝之医所谓气膈也，今人谓之气痞耳。经曰：脾主行气于三阴。三阴之脉皆行腹里，今忧气郁结，营卫之行涩，故令腹皮里微痛。心下痞满者，升降之道乖也。不思饮食者，忧气伤脾也。辛香可以化气，故用木香、豆蔻、生姜、陈皮、半夏之辈以主之。升降者，交泰之道也，故用柴胡之辛以升之，枳实之苦以降之。营卫涩而后腹皮痛，故用归尾、红花以和营，炙甘草以和卫。

治男妇痞块方

白鸽一对不落水，去毛肠杂，小破 急性子炒 藜花子水炒 大黄

晒 朴硝各五钱

只为细末，入鸽腹扎紧，砂锅陈酒煮熟，待冷取出药，将鸽肉风晒半日，打碎炙炒，不宜焦枯。同前药磨细末筛净，将糯米粉掬为丸，桐子大。空心服五钱。其块化为脓血，为鱼冻，为粘胶，从大便出，潜消默化，妙难尽述。

嘈杂门第三十二

叙曰：嘈杂，火证也，而痰次之。终身嘈杂者，必夭天年。此胡云哉？熯万物者，莫若火也。故考三方以疗嘈杂。

痰火越鞠丸

海石研，水飞 南星牛胆者 瓜蒌仁去油 山栀炒黑 青黛水飞过 香附童便浸 苍术泔浸七日 抚芎

痰因火动，令人嘈杂，此方主之。

嘈杂者，痰火内动，如粗食在膈，令人不自安也。是方也，海石之咸，可以软顽痰。南星之燥，可以枯湿痰。瓜蒌之苦，可以下逆痰。山栀、青黛，苦寒之品也，所以泻火。香附、抚芎、苍术，辛香之品也，所以发越鞠郁。

加味三补丸

黄芩 黄连 黄柏 香附醋浸五日 苍术泔浸七日

郁火嘈杂，此方亦良。

辛香能开郁，故用香附、苍术。苦寒能泻火，故用黄芩、黄连、黄柏。然三黄之寒，得苍、附而不滞。苍、附之香，得三黄而不燥，其互以成功又如此。

二陈加黄连栀子汤

半夏　陈皮　茯苓去皮　甘草炙　黄连　栀子

此治嘈杂之汤液也。

痰之生也，本于湿，故用半夏燥湿，茯苓渗湿，湿去则痰不生。甘草能健脾，脾健则能制湿。陈皮能利气，气行则痰亦行。黄连、栀子之加，取其寒能胜热，苦能降火尔！

郁门第三十三

叙曰：天地以升生，而万物发陈，故气血以四布，而百体敷荣。一有拂郁，则象天地之闭藏矣，是岂升生之道乎？此诸病之所以生也。今考名方六首，而郁之情状见矣。

越　鞠　丸

香附醋炒　苍术米泔浸　抚芎　栀子炒黑　神曲炒，等分

水丸小豆大，每服百丸。

诸郁者，此方主之。

越鞠者，发越鞠郁之谓也。香附理气郁，苍术开湿郁，抚芎调血郁，栀子治火郁，神曲疗食郁。此以理气为主，乃不易之品也。若主湿郁，加白芷、茯苓。主热郁，加青黛。主痰郁，加南星、海石、瓜蒌。主血郁，加桃仁、红花。主食郁，加山楂、砂仁。此因病而变通也。如春加防风，夏加苦参，秋冬加吴茱萸，乃经所谓升降浮沉则顺之，寒热温凉则逆之耳！

贝　　母

《诗》曰：陟彼阿丘，言采其虻。朱子曰：虻，贝母也，采之以疗郁结之疾。故疗郁结者每加之。

盐汤探吐法

烧盐三两　温汤二升

和服探吐。

木郁，两胁大痛，脉代者，此方主之。

木，肝木也，有垂枝布叶之象，喜条达而恶抑郁。若膈间有停痰宿食，抑其肝气，不得上达，则肝木自实，两胁大痛。脉来代者，痛盛而脉止也。得吐则生，不吐则死，故主盐汤探吐。盐取润下，吐取肝木之宣畅而已 。经曰：木郁则达之。此之谓也。

火郁汤

羌活　葛根　升麻　芍药　人参各七分　柴胡　生甘草各三分　防风五分　葱白五茎

火郁者，内热外寒，脉沉而数，此方主之。

火，心火也，禀炎上之体，喜畅而恶郁。郁之则火无焰，故令身寒。脉沉为在里，沉而数，为里热。是方也，羌活、防风、升麻、柴胡、干葛、葱白，皆辛温升举之药，故足以扬无焰之火，而令炎炎。若芍药、人参、甘草者，乃所以和营卫于升发之余尔。经曰：火郁则发之。此之谓也。

大承气汤

大黄　芒硝　厚朴　枳实

土郁者，痞、满、燥、实、坚全俱，脉来有力而实，此方主之。

土，脾胃土也，为仓廪之官，无物不受，喜传化而恶停滞。若里邪作实，则令人痞、满、燥、实、坚全俱。脉来实者为里实。是方也，厚朴苦温以去痞，枳实苦寒以泻满，芒硝咸寒以润燥软坚，大黄苦寒以泻实去热。经曰：土郁则夺之。此之谓也。

麻黄葛根汤

麻黄去节　赤芍药各三钱　葛根一钱五分　淡豉半合

金郁者，喘满，脉浮，此方主之。

金，肺金也，为清虚之脏，皮毛之合，喜清虚而恶壅塞。塞之则气自实，令人喘满。肺主皮毛，故令脉浮。是方也，麻黄、干葛之轻，可以去实。淡豆豉之腐，可以推陈。赤芍药之酸，可以泻壅。经曰：金郁则泄之。此之谓也。

大补丸

黄柏一味，炒褐色作丸。

水郁者，腰股痛，足下热，此方主之。

水，肾也。水郁者，肾部有郁火也。腰者，肾之府，故令腰痛。肾脉斜走足心，上股内后廉，故股内亦痛，而足心热。黄柏苦而润，润能益水，苦能降下。经曰：水郁则折之。此之谓也。

五疸门第三十四

叙曰：疸，黄疾也。初学易谈之，此未遇盘根错节耳，以故芒利不若干将，鲜有不断其锋者。今即名人之方十三首而考之，疸证之难易，概可见矣。

丹溪治黄疸方

黄芩炒　黄连炒　栀子炒黑　茵陈　猪苓　泽泻　苍术制　青皮去瓤，炒　草龙胆各五分

谷疸加三棱、莪术、缩砂、陈皮、神曲。

丹溪云：疸证不必分五，同是湿热。故以此方主之。

疸，病黄之名也。五疸者，黄汗、黄疸、酒疸、谷疸、女劳

疸也。疸分五证，始于仲景之《金匮要略》，此先圣示人以博也。不必分五，同是湿热，此后贤示人以略也。是方也，芩、连、栀子、龙胆之苦，所以去热。猪苓、泽泻之淡，所以去湿。茵陈蒿气微寒而味苦平，为阴中之阳，则兼湿热而治者也，故为黄家君主之药。苍术所以燥湿，青皮所以破滞。而谷疸诸品之加，乃推陈致新之意也。虽然，丹溪翁之言不能无弊，使后之学者宗其言，至于举一而废百，宜乎视仲景之堂，若登天也。故古方治疸有吐者，有汗者，有下者，有寒者，有温者，有润者，有燥者，有软坚者，有消导者，有逐血者。今曰不必分五，则仲景之门犹不入，奈何而窥百家之奥乎？

瓜 蒂 散

瓜蒂　赤小豆　淡豆豉各五分

疸证腹满欲吐，鼻燥，脉浮者，宜以此方吐之。酒疸欲吐者同。

腹满欲吐，邪在上也。鼻燥者，邪在气分也。脉浮者，邪未尽入于里也。吐中有发散之义，故吐于浮脉正宜。瓜蒂苦而善涌，赤小豆平而解热，淡豆豉腐而胜燥，此古人之宣剂也。如头额两太阳痛者，令病人噙水一口，以瓜蒂散一字，吹入鼻中，泄出黄水而愈。

桂枝加黄芪汤

桂枝　芍药　生姜各三两　甘草　黄芪各二两　大枣十一枚

黄汗，身体疼重，发热，两胫自冷，此方主之。

黄汗者，汗出皆黄，沾衣有色也。得之汗出时，入水取浴，水从汗孔入。湿郁于表，故病黄。邪伤其卫，故自汗。湿热相搏，故身体疼重而发热。病原寒水所伤，寒气属阴，水性就下，故两胫自冷。客者除之，故用桂枝之辛甘以解肌表之邪。泄者收之，故用芍药之酸寒以敛荣中之液。虚以受邪，故用黄芪之甘温以实在表之气。辛甘发散为阳，故生姜、甘草可以为桂枝之佐。乃大枣者，和脾益胃之物也。

茵陈五苓散

茵陈　猪苓　茯苓　泽泻　白术等分　桂少许

发黄，小便不利者，此方主之。

热病小便不利，湿热内蓄，势必发黄。茵陈，黄家神良之品也，故诸方多用之。猪苓、泽泻、茯苓、白术，味平而淡，故可以导利小水。官桂之加，取有辛热，能引诸药直达热邪蓄结之处。经曰：甚者从治。此之谓也。

茵陈茯苓汤

茵陈二钱　茯苓　猪苓　桂枝各一钱　滑石一钱五分

发黄，小便涩，烦躁而渴者，此方主之。

实热在内，其热不得泄越，故发黄。小便涩者，热之所注也。烦躁者，热犯上焦清阳之分也。渴者，邪热蒸灼，不能生液润喉也。是方也，茵陈主黄疸，佐以茯苓、猪苓则利水；佐以滑石则利热。佐以桂枝则同气相求，直达热邪之巢穴。内热既去，则津液自生，气自化，小便自利，烦渴自除，身黄自愈矣。

茵陈栀子大黄汤

茵陈一两　栀子三枚　大黄三钱五分

发黄，小便赤涩，大便秘结，此方主之。

茵陈苦寒，能利黄疸。栀子泻火，屈曲而下，能疗小便之赤涩。大黄能攻大便之秘结，此众人之所共知。大小既利，则湿热两泄，而黄自除矣。

栀子柏皮汤

栀子十五枚　黄柏二两　甘草一两

发黄，身热不止，大、小便利者，此方主之。

发黄，身热不止者，阳邪未去也。大便利，故不用大黄。小便利，故不用五苓。但以栀子、柏皮之苦胜其热，甘草之甘缓其势，则治法毕矣。

枳实栀子豆豉大黄汤

枳实五枚　栀子十四枚　大黄一两　豆豉一升

发黄，身热，腹痛，右关脉滑者，名曰谷疸，此方主之。酒疸同。

发黄，身热，少火郁也。腹痛，右关脉滑，水谷积也。故用枳实、大黄攻其水谷之积。栀子、豆豉解其少火之郁。又曰：栀子、豆豉，仲景尝用之以吐懊憹。枳实、大黄，仲景尝用之以下胃实。故酒疸欲吐，谷疸腹痛，此方皆主之。

茵陈四逆汤

茵陈二两　附子一枚　干姜一两半　炙甘草一两

发黄，脉沉而迟，肢体冷逆，腰以上自汗者，此方冷服。

此阴证发黄也。阴寒盛于下，则戴阳于上，故上体见阳证，下体见阴症。阴盛于下，故见阴脉之沉迟，兼阴证之四逆。阳戴于上，故见阳证之发黄，上体之自汗也。茵陈，治黄之要药，故无分于寒热而用之。附子、干姜、炙甘草，回阳之要品也，故有阴寒即用之。然必冷服者，恐姜、附发于上焦阳盛之区，而下部阴寒之分反不及也。是方也，韩祇和、李思训、朱奉议咸用之矣。使据丹溪翁不必分五，同是湿热之言，而执其方以疗之，则药与证不相反耶？韩、李事见《汤液本草》，朱奉议见《活人书》。

消石矾石散

消石　矾石烧，等分

二共为末，大麦粥汤和服方寸匕，日三。

仲景《金匮要略》云：黄家日晡所发热，而反恶寒，此为女劳疸。得之膀胱急，小腹满，额上黑，足下热，因作黑疸。其腹胀如水状，大便必黑，时溏，此女劳之病，非水也。腹满者难治。此方主之。

阳邪传至于胃，热无以越，土色自见而发黄，则日晡所必发热。所以然者，土位旺于日晡故也。今反恶寒，则知其以女劳虚之矣。女劳虚者，责之肾。膀胱者，肾之腑。前阴者，肾之窍。肾虚而阳邪袭之，故令膀胱急，小腹满。黑者，北方肾水之色，额上黑者，肾病而色自见也。足下热者，肾脉起于涌泉，肾水一虚，则相火凑之，故足下热也。因作黑疸者，阳邪尽陷于肾，而肾色尽显于外也。腹胀者，肾脉行于腹里，邪气居之，故令胀如水状，实非水也。若是水病，则大便澄澈而濡泻，今是肾病，故大便必黑而时溏。盖肾主二便，病故黑溏而失其常也。此可以辨其为女劳之病，而非水矣。腹满难治者，腹满与腹胀不同，腹胀是肾脉行于腹，故令胀于外。腹满是脾胃受邪，不能健运，而满于中也。脾胃属土，能克肾水，故曰难治。消石、矾石，咸寒者也，咸能入肾，寒能胜热，故以二物主之。和以大麦粥汤者，恐二物之损胃也。呜呼！仲景公说证立方，精良曲当，大都如此，譬之选将练兵，知人善任，则万举万当，罔不奏功。彼用方不合证者，譬则出师无名。用药不知性者，譬则将不知兵，其不丧师辱国者鲜矣，恶乎建功？

抵　当　丸

水蛭三十枚，炒褐色　虻虫三十枚，去翅足，炒　桃仁二十枚，去皮尖

大黄三两，酒浸

畜血发黄者，此方主之。

阳邪瘀热在里，少腹硬满，小便自利而发黄者，为畜血发黄。苦走血，咸软坚，故用水蛭、虻虫以逐败血。滑利肠，寒下热，故用桃仁、大黄以下血热。他如伤寒门桃仁承气汤亦可酌用。

大温中丸

陈皮去白　厚朴姜汁炒　三棱醋炒　苍术泔浸七日　莪术醋炒　青皮各五两　甘草一两，炙　香附一斤，醋炒　针砂二两，醋炒红七次

忌犬肉、果菜。

此调理谷疸、酒疸之方也。

方名温中者，主疗湿郁于中之义也。水谷酒食，无非湿化，传化得宜则治，一或积于中宫，则遏少火，热而病黄矣。故用苍术、香附、陈皮、青皮、厚朴，以平胃中之敦阜而利其气，气利则水谷不滞。用三棱、莪术以削坚，削坚则积滞渐除。用针砂者，一借其兑金之令，以伐土中之木邪，一用其清肃之气，以除少火之蒸热也。甘草之用，和中而协诸药尔！

枣矾丸

绿矾半斤，火煅通红　枣肉二斤，煮，去皮捣烂丸　平胃散四两，为衣

每服三十丸，姜汤下。

谷疸身目俱黄，此方亦良。

水谷癖积于中，抑遏肝肾之火，久久郁热，故身目俱黄。是方也，绿矾咸寒，能软痰癖而胜湿热。枣肉甘温，能益脾胃而补中宫。平胃散者，苍术、厚朴、陈皮、甘草也。苍术、厚朴，所以平胃家敦阜之气而除积饮。陈皮、甘草，一以利气，一以和中，乃调胃之意也。

消渴门第三十五

叙曰：消渴，无水也。《易义》曰：火炎则水干。故消渴责之无水。然证有三焦之判，病有虚实之分，常变不同，治疗亦异。方药十二考，示人以一得耳！

丹溪消渴方

黄连末　栝蒌根末　人乳汁　藕汁　生苄汁

古称三消，上消者，令人消渴，此方主之。

《气厥论》曰：心移热于肺，传为膈消。夫心，火也；肺，金也。金得火而燥，故令膈消。燥者润之，故用栝蒌、人汁、藕汁、生苄；火原于心，故泻以黄连。此言可治者尔。又曰：饮一溲二者死不治，得非以火来贼金之故乎！若时热者，主暑门人参白虎汤。

调胃承气汤

大黄四钱　芒硝五钱　甘草二钱

中消者，善食而溲，此方主之。

经曰：瘅成为消中。瘅者，热也。消中者，善食而溲也。大黄苦寒，可以攻热。芒硝咸寒，可以润燥。甘草甘平，可以调中。

大黄甘草饮子

大黄一两五钱　甘草四两　大豆五升，先煮二三沸，去苦水再煮

三物用井花水一桶煮熟，冷服无时。

此治中、上二焦消渴之方也。

大黄能去胃中实热，甘草能缓燥急之势，大豆能解诸家热

毒，而必冷服者，寒因寒用也。

六味地黄丸

熟地黄八两　山茱萸　山药各四两　白茯苓　牡丹皮　泽泻各三两

下消者，烦渴引饮，小便如膏，此方主之。

先有消渴善饮，而后小便如膏者，名曰下消。惧其燥热渐深，将无水矣，故用此方以救肾水。熟地、山萸，质润味厚，为阴中之阴，故可以滋少阴之肾水。丹皮、泽泻，取其咸寒，能制阳光。山药、茯苓，取其甘淡，能疗膏浊。

八味丸

熟地黄八两　山茱萸肉　山药各四两　白茯苓　牡丹皮　泽泻各三两　肉桂炮　附子炮，去皮脐，各一两

渴而未消者，此方主之。

此即前方六味地黄丸加附子、肉桂也。渴而未消，谓其人多渴，喜得茶饮，不若消渴之求饮无厌也。此为心肾不交，水不足以济火，故令亡液口干。乃是阴无阳而不升，阳无阴而不降，水下火上，不相既济耳！故用肉桂、附子之辛热壮其少火，用六味地黄丸益其真阴。真阴益则阳可降，少火壮则阴自生。故灶底加薪，枯笼蒸溽，槁禾得雨，生意维新。惟明者知之，昧者鲜不以为迂也。昔汉武帝病渴，张仲景为处此方，至圣玄关，今犹可想。

朽木汤

取朽木方寸者三十枚，煎汤饮之。得水土中者良。

此消渴之良方也。

经曰：热中、消中富贵人。盖以消渴之病，责之肥甘炮炙、

嗜酒耽辛之所致也，非富贵人何以得之？朽木年深而质腐，腐者水之气，水足以制火，故腐足以胜焦。热中、消中皆焦证也，故此物主之。

葛花葛根

伤酒消渴，宜主葛花，以其善解酒毒故耳。或用葛根，其功不相上下也。

淡豆豉

喜食肥甘焦炙，令人消渴者，此物宜用。盖以豆豉由于奮造，味苦而气腐，苦能胜热，腐能胜焦故耳！

乌 梅

前有梅林,闻者生液,故胃干暴渴者宜用之,所谓酸能致液也。

香 薷

夏月消渴者，多是暑邪入于心包络，宜以香薷君之。

北梨甘蔗

富贵之人，饮酒必多置酢酱、海味，酒能灼人真阴，咸能丧人真液，故每每病致消渴。然酒以酿而浓，以水而淡。咸以燥而坚，以湿而化。故食北梨、甘蔗可以解酒，亦可以解咸。冬月宜煮而啖之。

人 参

凡汗、吐、下后渴者，皆胃液不足，宜以人参补之，盖气能蒸溽故耳！

水肿门第三十六

叙曰：水由地中行，顺道也。怀山襄陵，逆道也。治之者行其所无事，则智大矣。故治水肿者，亦因其势而利导之，宜汗、宜下、宜渗、宜清、宜燥，而药惟宜焉，则医之大智也。考方八首，而治水之大可知矣。

九味羌活汤

羌活　防风　苍术　细辛　川芎　白芷　生节　黄芩　甘草

水病，腰以上肿者，此方微汗之，即愈。

腰以上皆肿，谓头面俱病也。《内经》曰：上盛为风，下盛为湿。故腰以上皆肿，必兼风治。盖无风则湿不能自上于高巅清阳之分也。是方也，羌活、防风、苍术、细辛、川芎、白芷，皆辛甘之品，可以疏风，亦可以除热，所谓辛药能疏风，风药能胜湿也。风湿相搏，必有内热，故用生节、黄芩之凉。而甘草者，所以调和营卫，使其相协而无相争也。

加味五皮饮

五加皮　地骨皮　生姜皮　大腹皮　茯苓皮　姜黄　木瓜

水病腰以下肿者，此方主之。

腰以下肿者，水性就下之象也。药之为道，辛者、轻者可使走表。枯者、淡者可使渗利。苦者、寒者可使去热。味质厚重者可使走下。是方七味，或各一其性，或兼而有之，故可以渗利皮肤中之水，而调其气血也。

疏凿饮子

羌活　秦艽　商陆　槟榔　泽泻　木通　大腹皮　茯苓皮

赤小豆　椒目等分

遍身水肿，喘呼气急，烦渴，大、小便不利者，此方主之。

遍身水肿，则外而肌肤，无一而不病矣；喘呼气急，烦渴，大小不利，则内而三焦，无一而不病矣。是方也，羌活、秦艽，疏表之药也，水邪之在表者，得之由汗而泄。泽泻、木通、腹皮、苓皮，渗利之药也，水邪之在里者，得之由溺而泄。商陆、槟榔，攻水之药也，水邪之壅塞者，得之由后而泄。赤小豆、椒目，燥湿之品也，水气之蒸溽者，得之以熯而竭。随在而分其势，病其不衰去乎？

大橘皮汤

陈皮一钱半　木香二分半　滑石六钱　槟榔三分　猪苓去皮　白术炒　泽泻　桂炒，各五分　茯苓一钱，去皮　甘草二分

湿热内攻，腹胀，小便不利，大便滑泄，此方主之。

湿热内攻，故令腹胀；小便不利，故令大便滑泄。陈皮、木香、槟榔，行气药也，气行则湿行。滑石、甘草，暑门之六一散也，用之所以治湿热。茯苓、猪苓、泽泻、白术、肉桂，伤寒门之五苓散也，用之所以利水道。二方各有正考。

严氏实脾散

厚朴姜汁炒　白术　附子　大腹子　白茯苓　草果仁　木香　木瓜　干姜炮，各一两　炙甘草半两

水气肢体浮肿，口不渴，大便不秘，小便不涩者，阴水也，此方主之。

脾胃虚寒，不能制水，则水妄行，故肢体浮肿。以无郁热，故口不渴而大小皆利。是方也，用白术、茯苓、甘草之甘温者补其虚，用干姜、附子之辛热者温其寒，用木香、草果之辛温者行其滞，用厚朴、腹子之下气者攻其邪，用木瓜之酸温者抑其所不

胜。名曰实脾散者，实土以防水也。虽其药味不皆实土，然能去其邪，乃所以使脾气之自实也。

舟车丸

牵牛四两，炒　大黄二两，酒浸　甘遂面裹煨　大戟面煨　芫花炒　青皮炒　陈皮去白，各一两　木香五钱

水肿病，病气、形气皆实者，此方主之。

通可以去塞，牵牛、大黄、甘遂、芫花、大戟，皆通剂之厉者也。辛可以行滞，陈皮、青皮、木香，皆行滞之要药也。此方能下十二经之水，下咽之后，上下左右无所不至，故曰舟车。

《千金》苦瓠圆

取苦瓠白瓤实，捻如大豆，以面裹煮一沸，空腹吞七枚，至午当出水一升，如此三四日，水自出不止，大水乃瘥。三年内慎口味。苦瓠须好，无厌翳细理者。不尔，有毒，不堪用。

大水，头面遍身肿胀者，此方主之。石水者，亦主之。

经曰：苦能涌泄，故用之在上，则令人涌。用之在下，则令人泄。今以熟面裹之，空腹而吞，盖用之于下也，宜乎水自泄矣。石水者，四肢皆瘦，惟有少腹坚硬如石，肿胀而便不利也。

麦门冬饮

麦门冬五十枚，去心，姜炒　粳米五十粒

水出高源者，此方主之。

肺非无为也，主降下之令焉。凡人饮入于胃之时，脾气散精，上归于肺。肺热失其降下之令，不能通调水道，下输膀胱，渍于高源，淫于皮肤，则作水肿。诸医罕明乎此，实土导水，皆不能愈。故用麦门冬清肺，以开其降下之源。粳米益脾，而培乎金之母气。此治病必求其本也。或问：此证何以辨之？余曰：肢

体皆肿，少腹不急，初病便有喘满，此其候也。

鼓胀门第三十七

叙曰：鼓胀是虚中之实，宜分气、血、虫、食而治之，以朝宽暮急，能食不能食而辨之。实者可攻，虚者渐磨可也。例之相道焉，国内空虚，则宜惠养元气，恶能黩武？今考名方七首，示大法耳。或较形气、病气而攻补兼施，此在人之妙用，初不必泥也。

大安丸

山楂肉二两，炒　白术炒　神曲炒　半夏制　茯苓各一两　陈皮去白　连翘　萝卜子生用，各五钱

饮食伤脾，成鼓胀者，此方主之。

鼓胀者，腹皮虚大，鼓之坚急而有声也。经曰：阴之五宫，伤在五味。故饮食过其分量则伤脾，脾伤则不能运化，积其谷气，虚大而鼓胀矣。然五味之变，酸胜甘，腐胜焦，苦胜热，香胜腐，燥胜湿，淡胜饮，利胜滞，气胜味。故用山楂之酸以消肥甘，用神曲之腐以化焦炙，用连翘之苦以磨积热，用陈皮之香以开腐秽，用半夏之燥以胜土湿，用茯苓之淡以利水饮，用萝卜子之利以行食滞，用白术之气以胜五味。五味能胜，则脾不伤，脾不伤，则中气运行而无鼓胀矣。此大安之旨也。

导气丸

青皮水蛭炒　莪术虻虫炒　三棱干漆炒　槟榔斑猫炒　吴茱萸牵牛炒　干姜硇砂炒　胡椒茴香炒　附子盐炒　赤芍药川椒炒　石菖蒲桃仁炒

上件同炒药熟，去水蛭等不用，研末，酒糊为丸，如梧桐子大。每服五丸至七丸，空心紫苏汤下。

诸腹胀大，痞塞不通，大便虚秘，此方主之。

青皮、莪术、三棱、菖蒲，气积药也，炒以水蛭、虻虫、干漆、桃仁，则逐败血矣。干姜、附子、胡椒、茱萸，温中药也，炒以硇砂、食盐、茴香、牵牛，则软坚而疏利矣。槟榔炒以斑猫，下气者得破气者而益悍。赤芍药炒以川椒，泻肝者得疏肝者而益利。制度之工如此，以之而治气实有余之证，斯其选矣。

大黄䗪虫丸

大黄十两，蒸　黄芩二两　甘草三两　干漆炒　桃仁各一两　芍药四两　杏仁去皮尖　虻虫去翅足，炒　蛴螬炒，各一升　䗪虫半升，炒　水蛭百枚，炙黄　干地黄半两

共为末，蜜丸小豆大。日三服，每五丸。

腹胀有形块，按之而痛不移，口不恶食，小便自利，大便黑色，面黄肌错者，血证谛也，此丸与之。

腹胀有形块，按之而痛移者，气与火也。今痛不移，则属有形矣。然食与血皆有形，食而腹胀则恶食，今不恶食，则知其为血矣。小便自利者，血病而气不病也。大便黑色者，病属于阴也。面黄肌错者，血病则不能荣养其容，濡泽其肤，故令萎黄甲错耳。大黄，攻下之品也，引以干漆、虻虫、蛴螬、水蛭、䗪虫、桃仁之辈，则入血而攻血。芍药、地黄，生新血于去瘀之际。杏仁、甘草，致新气于逐败之余。而黄芩之苦，又所以厚肠坚胃，而不为攻下所伤耳！

鸡矢醴散

大黄酒润　桃仁去皮尖　鸡屎白者，酒炒，等分

共为末，每服三钱，姜汤下。

此方治血蛊良。

大黄苦寒，利于攻下。佐以桃仁，逐败血也。佐以鸡屎，杀

蛊虫也。

《腹中论》曰：有病心腹满，旦食则不能暮食，此为何病？岐伯对曰：名为鼓胀。黄帝曰：治之奈何？岐伯曰：治之以鸡矢醴，一剂知，二剂已。王冰注曰：鸡屎利小便，微寒。此注还未妥。

香 枣 丸

苦丁香一物为末，熟枣肉作丸梧子大。每三十丸，空心枣汤下。

诸鼓胀内热者，此方主之。

苦丁香，即苦瓜蒂也。散用之则吐，丸用之则泻，凡有形之邪无不出之。亦良方也。

大戟枣子

大戟连根叶，一握　大枣一斗

二物同煮一时，去大戟不用，旋旋吃枣无时。服尽决效。

此攻水证鼓胀之方也。

大戟气大寒而味苦甘，有小毒，能下十二经之水。大枣味甘，取其大补脾胃，而不为攻下所伤耳！服此方大忌甘草，以其与大戟相反故也。

六君子汤

人参　白术　茯苓　半夏姜煮　陈皮　甘草

脾虚鼓胀，手足倦怠，短气溏泄者，此方主之。

经曰：脾主行气于三阴。三阴者，太阴脾、厥阴肝、少阴肾也。其脉皆行于腹里，脾病则三阴之气不行，故令鼓胀。手足倦怠者，四肢受气于脾，脾病则无以受气，故倦怠。短气者，脾病而中气弱也。溏泄者，土弱不能制湿也。是方也，人参、白术、茯苓、甘草，甘温益脾之物也。半夏、陈皮，快脾利气之物也。然温者益气，甘者守中，下咽之后，必增胀满，此勿疑之。经曰：塞因塞用，故用补剂以治胀满，初服则胀，久服则通。此惟精达经旨者知之，庸医未足道也。

小便不通门第三十八

叙曰：溲溺不通，匪细故也。期朝不通，便令人呕，名曰关格。又日不通而死矣。一见呕证，便不可救。经曰：出入废则神机化灭，升降息则气立孤危。此之谓也。故考五方以通溲溺。

倒 换 散

大黄一两　荆芥二两

每服末二钱。

内热小便不通者，此方主之。

内热而小便不通者，郁其少火，而气不化也。《内经》曰：膀胱者，州都之官，津液藏焉，气化则能出矣。然化气之道，莫妙于升降。天地以升降而化万物，奈何而昧于人乎？故用荆芥之轻清者以升其阳，用大黄之重浊者以降其阴。清阳既出上窍，则浊阴自归下窍，而小便随泄矣。方名倒换者，小便不通，倍用荆芥。大便不通，倍用大黄。颠倒而用，故曰倒换。

八正散加木香汤

车前子　瞿麦　萹蓄　滑石　山栀子炒黑　甘草梢　木通　大黄　木香

湿热下注，少腹急，小便不通者，此方主之。

湿热下注，令人少腹急，则小便有可行之势矣。而卒不通者，热秘之也。陶隐君曰：通可以去滞，泻可以去秘，滑可以去着。故用木通、瞿麦、萹蓄通其滞。用大黄、山栀泻其秘。用车前、滑石滑其着。用甘草梢者，取其坚实，能泻热于下。加木香者，取其辛香，能化气于中。

铁服丸

大皂角一物,炒焦为末,炼蜜为丸梧子大。每服七丸,白汤下。

少腹急，小便不通，气不化者，此方亦良。

皂角之气，能通关开窍。皂角之味，能去垢涤污，故能化下焦之气，通膀胱之滞。

熨脐法

用炒盐热熨脐腹，冷复易之。

咸可以软坚，热可以行滞，此炒盐之意也。然必熨其脐者，脐为吾身之枢，有生之系也，故能进气以化滞。

探吐法

烧盐二两　温水二升，服之探吐。

经云：升降出入，无器不有。故不升则不降，而道器灭矣。是以观于注水之瓶，上窍通，则下窍自利。此用吐之意也。

大螺着少腹法

宋季饶医熊彦诚，年五十五岁，病前后便溺不通五日，腹胀如鼓。同辈环视，皆不能措力。与西湖妙果僧慧月相善，遣信邀至诀别。月惊驰而往，于钓桥逢一异客楫之曰：方外高人，何孑孑走趋若是？月曰：一善友久患秘结病危，急欲往问。客曰：易事耳，待奉施一药。即脱靴入水探一大螺而出曰：事济矣！抵家以盐半匙，和壳生捣，置病者脐下一寸三分，用宽帛紧系之，仍办溺器以须其通。月未以为然，姑巽谢之。至熊家，彦诚昏不知人，妻子聚泣。诸医知无他策，慢使试之，曾未安席而暴下，诸医愧叹而散。月归访异人，无所见矣。熊后十六年乃终。昆谓便溺不通者，热秘之也。大螺性寒而善分清，故浊水之中，一着大螺，便能澄澈。剂之以盐，取其善润而已。

小便不禁门第三十九

叙曰：溲溺惟宜，形气治也。溲溺不禁，形气病也。轻者脬中有痹气，重者大气虚而且绝尔！辨此者以他证合之。姑考四方以志大法。

缩泉丸

乌药　益智仁等分

共为末，山药糊为丸梧子大。每服七十丸，空心盐汤下。

脬气虚寒，小便频数，遗尿不止者，此方主之。

脬气者，太阳膀胱之气也。膀胱之气，贵于冲和，邪气热之则便涩，邪气实之则不出。正气寒之则遗尿，正气虚之则不禁。是方也，乌药辛温而质重，重者坠下，故能疗肾间之冷气。益智仁辛热而色白，白者入气，故能壮下焦之脬气。脬气复其天，则禁固复其常矣。

八味丸

熟地黄八两　山茱萸去核　山药各四两　牡丹皮　白茯苓去皮　泽泻各三两　肉桂炒　附子炮，去皮脐，各一两

肾间水火俱虚，小便不调者，此方主之。

肾具水火，主二便而司开阖。肾间之水竭，则火独治，能阖而不能开，令人病小便不出。肾间之火熄，则水独治，能开而不能阖，令人小便不禁。是方也，以附子、肉桂之温热益其火。以

熟地、山萸之濡润壮其水。火欲实，则丹皮、泽泻之酸咸者可以收而泻之。水欲实，则茯苓、山药之甘淡者可以制而渗之。水火既济，则开阖治矣。正考见虚损劳瘵门、渴门。

四君子汤

人参　白术　茯苓　甘草各三钱

诸急病，遗尿不禁者，此方主之。

诸急病，谓卒然暴仆诸疾也。遗尿不禁者，形气将脱，无形之气不足以固有形之溺也。甘温为阳，可使益气，故人参、白术、茯苓、甘草，皆甘温也，可以用之。或问茯苓淡渗，当遗尿不禁之时，可以去否？余曰：苓有二品，枯而不泽者宜去，若坚洁而润者，则亦不嫌其为苓也。用之引人参以就下，直补膀胱，谁曰不可？正考见气门。

韭子一物丸

大人遗浊，小儿遗尿，以韭子一物作丸服之神良。

经曰：淫气遗溺，痹聚在肾。痹聚者，湿气聚而为痹也。韭子润而辛热，辛热则能散湿，润则能就下，故孙真人每用之，令其就下而疗痹气尔！

淋涩门第四十

叙曰：淋，一也，五疾判焉。必剖析其病情，治疗如法，始可奏功。若冒厥禁忌，纵若情欲，则日药之不足矣。考方八首，而治法之大者庶几哉！

三生益元散

生柏叶　生藕节　生车前各汁一杯　益元散三钱，调服此主血淋之方也。

丹溪云：淋虽有五，皆主于热。此知要之言也。是方也，三物之生，皆能疗热。析而论之，则柏叶凉心，藕节消血，车前导利。益元散者，滑石、甘草也。滑石能清六腑之热，而甘草者，和中泻火，能协木石之性者也。

木香汤

木香　木通　槟榔　茴香小者，略炒　赤芍药炒　当归　青皮炒　泽泻　橘皮去白　甘草各五分

里气凝滞，小便淋沥，身冷者，名曰气淋，此方主之。

气行则利，气滞则涩，故里气凝滞，则小便淋沥；身冷者，阳气不舒也，乃天地闭塞而成冬，阳气潜藏之象也。药味辛香而轻枯者阳胜，故能理气于阳，木香、茴香、橘皮、木通是也。辛苦而润实者阴胜，故能理气于阴，青皮、槟榔、当归、赤芍是也。泽泻之咸，能引诸药直走膀胱。甘草之甘，能调诸药以和六腑。脬气不滞，则淋沥愈矣。

萆薢分清饮

川萆薢　石菖蒲　益智仁　乌药各三钱

膏浊频数，漩白如油，光彩不足者，名曰膏淋，此方主之。

膀胱者，水渎之区也。胃中湿热乘之，则小便浑浊，譬之湿土之令行，而山泽昏瞑也。陶隐君曰：燥可以去湿，故萆薢、菖蒲、乌药、益智，皆燥物也，可以平湿土之敦阜。湿土既治，则天清地明，万类皆洁矣，而况于膀胱乎！

石韦散

石韦去毛　冬葵子各二两　瞿麦一两　滑石五两　车前子二两

每服三钱，日二。

砂淋痛盛者，此方主之。

砂淋者，溺出砂石也。此以火灼膀胱，浊阴凝结，乃煮海为盐之象也。通可以去滞，故用石韦、瞿麦。滑可以去着，故用滑石、车前、冬葵。虽然，治此证者，必使断盐，方能取效。断盐有二妙，一则淡能渗利，一则无咸不作石也。

清心莲子饮

黄芪炙　石莲肉　白茯苓　人参各七分半　炙甘草　地骨皮　黄芩炒　车前子　麦门冬各五分

劳淋者，此方主之。

遇劳即发者，名曰劳淋。此以体弱，故不任劳。然五脏各有劳。劳者动也，动而生阳，故令内热。内热移于膀胱，故令淋闭。是方也，石莲肉泻火于心，麦门冬清热于肺，黄芩泻火于肝，地骨皮退热于肾，黄芪、人参、茯苓、甘草泻火于脾，皆所以疗五脏之劳热也。惟车前子之滑，乃以治淋去着云尔！

琥 珀 散

滑石二钱　木通　当归　木香　郁金炒　萹蓄　琥珀各一钱

气淋、血淋、膏淋、砂淋，此方皆主。

滑可以去着，故用滑石、琥珀。通可以去滞，故用木通、萹蓄。用当归者，取其活血。用木香、郁金者，取其利气也。

大 补 丸

黄柏一味，炒褐色为丸。

淋证遇房劳即发者，此方主之。

房劳虚其肾水，则火独治，故灼而为淋。黄柏苦而润，苦能泻火，润能补水。

参苓琥珀汤

人参五分　茯苓四分　玄胡索四分　川楝子炒　生甘草各一钱　柴胡　泽泻　当归梢　琥珀各三分

长流水煎。

脬气不足，小便淋沥，常有余滴不尽者，此方主之。

经曰：壮者气行则愈，怯者着而成病。是以房劳老弱之人，多有此疾。补可以去弱，故用人参、茯苓。滑可以去着，故用琥珀、归梢。泻可以去闭，故用泽泻、生甘草。用柴胡者，使之升其陷下之清阳。用玄胡、川楝者，使之平其敦阜之浊气。煎以长流水者，取其就下之意也。

精浊门第四十一

叙曰：精浊，肾之液也。所以精浊者，心为之也，一动其心，而天君摇摇，则精浊走失矣。所谓主不明则十二官危，以此养生则殆是也。故欲养其身者，先正其心。今考名方六首，外来之药耳。若能正其心，则吾身之大丹也。

九龙丹

枸杞子　金樱子　山楂肉　石莲肉　莲花须　熟地黄　芡实粉　白茯苓　川当归等分

精浊者，此方主之。

精浊与便浊不同，便浊是便溺浑浊，即前之膏淋也，乃是胃中湿热，渗入膀胱，与肾经绝无相干。精浊则牵丝粘腻，虽不便溺，亦是有之。此是肾水不足，淫火易动，精离其位，故令渐渍而出耳。治此者，宜滋肾清心，健脾固脱。是方也，枸杞、熟地、当归，味厚者也，可以滋阴，滋阴则足以制阳光。金樱、莲须、芡实，味涩者也，可以固脱，固脱则无遗失。石莲肉苦寒，可以清心，心清则淫火不炽。白茯苓甘平，可以益土，益土则制肾邪。而山楂肉者，又所以消阴分之障碍也。

珍珠粉丸

牡蛎粉取血色者，炙　黄柏各一斤　珍珠三钱

湿热在中、下二焦，令人便浊者，此方主之。

燥可以去湿，故用牡蛎粉。苦可以胜热，故用黄柏。滑可以去着，故用珍珠。

水陆二仙丹

金樱膏二斤　芡实粉一斤，熟

共为丸，豆大。空心服七十丸。

此主精浊之方也。

金樱膏濡润而味涩，故能滋少阴而固其滑泄。芡实粉枯涩而味甘，故能固精浊而防其滑泄。金樱生于陆，芡实生于水，故曰水陆二仙。

妙香散

人参五分　山药二两，姜汁炒　麝香一钱，另研　木香二钱半，煨　黄芪　远志去心，炒　茯苓　茯神各一两　桔梗　甘草各二钱　辰砂二钱，另研

共为细末，每服二钱，酒下。

此安神正气而精自固之方也，梦中遗矢者，宜主之。

精、气、神，人身之三宝也。神役气，气役精，三宝之用也。是以神昏则气荡，气荡则精离；神明则气正，气正则精固。是方也，不用固涩之剂以固精，但用人参、茯苓、茯神、远志、辰砂以安神，用麝香、木香、黄芪、桔梗、甘草、山药以正气，

神清气正，则淫梦不作，邪火不起，精不必涩而自固矣。《内经》曰：主明则下安，以此养生则寿，没世不殆。此之谓也。

治浊固本丸

莲花须　黄连炒，各二两　猪苓二两五钱　白茯苓　砂仁　益智　半夏姜制　黄柏炒，各一两　炙甘草三两

胃中湿热，渗入膀胱，浊下不禁者，此方主之。

凡浊下不禁，牵丝者，责之精浊，肾家之病也。不牵丝者，责之便浊，胃中湿热也。是方也，半夏所以燥胃中之湿。茯苓、猪苓所以渗胃中之湿。甘草、砂仁、益智，香甘益脾之品也，益脾亦所以制湿。而黄连、黄柏之苦，所以治湿热。莲花须之涩，所以止其滑泄耳。名之曰固本者，胃气为本之谓也。

韭　子

《千金方》精极类用韭子以治遗精、梦失、小便白浊者，盖九方焉，而单用韭子者居其半。夫韭子辛热物耳，何孙思邈取之深也？昆谓用之以治便浊者，用其辛热之气，燔其湿土，使蒸溽上行而不下，乃釜底加薪之法，益火之原以消阴翳也。用之以治遗精者，用其辛热之气以壮真阳，使之涵乎阴精而不漏，乃益土防水之法，卫外而为固也。凡此方外不传之秘，惟可与知者道耳！

自汗门第四十二

叙曰：有因而自汗，非病也。所谓阳之汗以天地之雨名之，乃阴阳和而雨泽降也。惟无因而自汗，则为病矣，宜以甘剂补之。今考古人四方，率甘剂耳！

玉屏风散

黄芪炙　防风各一两　白术二两

共为末，每服三钱。

气虚自汗者，此方主之。

自汗者，无因而自汗也。常人不自汗者，由卫气固卫于外，津液不得走泄，所谓阳在外，阴之卫也。卫气一亏，则不足以固津液，而自渗泄矣，此自汗之由也。白术、黄芪，所以益气。然甘者性缓，不能速达于表，故佐之以防风。东垣有言，黄芪得防风而功愈大，乃相畏而相使者也。是自汗也，与伤风自汗不同，伤风自汗，责之邪气实。杂证自汗，责之正气虚。虚实不同，攻补亦异，临证者宜详别之。

大补黄芪汤

黄芪炙　人参　肉苁蓉　山茱萸去核　白术炒　当归　肉桂略炒　五味子炒　甘草炙　川芎　防风各一钱　茯苓一钱五分　熟地黄二钱

气血俱虚，自汗者，此方主之。

人参、黄芪、白术、茯苓、甘草、防风、肉桂，实表气而止自汗；当归、川芎、熟节、肉苁蓉、山茱萸、五味子，生津液而收阴气。此气血两补之剂也。

调卫汤

麻黄根　黄芪各一钱　麦门冬　生地黄各三分　生甘草　当归梢　生黄芩　半夏各五分　羌活七分　猪苓　苏木　红花各二分　五味子七粒

湿热自汗，一身尽痛，脉濡者，此方主之。

湿无热不作汗，湿得热而蒸之，则能令人自汗。湿流百节，故一身尽痛。湿为阴气，故脉濡。风能胜湿。故用羌活。辛能燥湿，故用半夏。淡能渗湿，故用猪苓。湿伤气，黄芪、甘草、麦冬所以益气。湿伤血，苏木、红花、归梢所以消瘀。五味子、麻黄根，收汗液而固表虚。生苄、黄芩，凉阴血而除湿热。

艾煎茯苓散

以艾煎汤，调茯苓末一钱服。

别处无汗，独心孔一片有汗者，此方主之。

此是心火自旺，膈有停饮。火热蒸其湿饮，故令此处有汗。茯苓甘而淡，甘能养心，淡能渗湿。艾叶香而涩，香能利气，涩能固津。

盗汗门第四十三

叙曰：汗孔谓之鬼门，故盗汗不止，久久令人丧魄。今考名方五首，而治盗汗之法，大可知矣。临证而权度其宜焉可也。

当归六黄汤

当归　生地黄　熟地黄　黄芩　黄连　黄柏各等分　黄芪倍用

阴虚有火，令人盗汗者，此方主之。

醒而出汗曰自汗，睡去出汗曰盗汗。自汗阳虚，盗汗阴虚也。曰有火者，谓其证有面赤、口干、唇燥、便赤、声音重、脉来数也。然阴虚所以盗汗者，阴虚之人睡去，则卫外之阳乘虚陷入于阴中，表液失其固卫，故令濈然而汗出。人觉则阳用事，卫气复出于表，表实而汗即止矣。当归、熟苄，养阴之品也。黄芩、黄连，去火之品也。生苄、黄柏，可以养阴，亦可以去火。而黄芪者，所以补表气于盗汗之余也。是盗汗也，与伤寒盗汗不同，伤寒盗汗是半表半里之邪未尽，杂证盗汗则阴虚而已。彼以和表为主，此以补阴为主。明者辨之。

黄芪六一汤

黄芪六两，炙　甘草一两，炙

虚脱已后盗汗者，此方主之。

虚脱者，阴虚而形气将脱，如大病之余，新产失血之后也。斯时也，更有盗汗，宁不复伤其气血乎？故用黄芪七之六，甘草七之一，大补其气而汗自止。或问：何以不用养血之药？余曰：太极之妙，阴生于阳，故无形能化有形，无形者气，有形者血耳。若虚脱之际，而责养阴之药以固脱，是以阴及阴，二女同居，乌能卫外？

正气汤

黄柏炒　知母炒，各二钱五分　甘草炙，五分

此治阴虚有火，令人盗汗之方也。

阴虚，则阳独治，故令有火。火益亢则阴益亏。阴亏则睡去之时，卫外之阳乘虚而入，卫虚无以固表，故令盗汗。经曰：壮水之主，以制阳光。故用黄柏、知母苦寒质润之品以主之，苦能泻火，寒能胜热，质润能滋阴。佐以甘草者，和其阴阳耳。

麦煎散

知母　石膏　人参　白茯苓　赤芍药　滑石　葶苈　杏仁　地骨皮　麻黄根　甘草

共为末，浮小麦煎汤调下二钱。

湿热内淫，肺病喘急，以致皮毛之气不充，令人盗汗，四肢烦疼，肌肉消瘦者，此方主之。

《内经》曰：肺主皮毛。《灵枢经》曰：卫气者，所以温分肉，充皮肤，肥腠理，司开阖者也。今肺以喘而虚，故皮毛之气

不充，气不充，则腠理失肥，开阖失宜，而令盗汗。是方也，滑石、茯苓，可以泻湿。石膏、知母，可以清热。杏仁、葶苈，可以泻喘。人参、甘草，可以益肺。地骨皮、赤芍药，可以去热于里。麻黄根、浮小麦，可以止汗于表。

柴 叶

此物能主五脏之风热。故焙干研末，空心米饮调服，能止盗汗，人所罕知。

积聚癥瘕门第四十四

叙曰：积聚癥瘕，夫人心腹之疾也。凡有此疾者，宜与明医攻疗之。失而不治，复协他邪，不可为矣。譬之奸人蠹国，乘人之危而利之，虽有智者，不能善其后尔！

倒 仓 法

以肥嫩黄牯牛肉三十斤，切成小片，去筋膜；取长流水煮糜烂，以布滤去渣滓，取净汁，再入锅内慢火熬至琥珀色，则成剂矣。令病者预先断肉食淡，前一日不食晚饭，设密屋一间，明亮不通风处行之。置秽桶瓦盆贮吐下之物，一磁瓶盛所出之溺。令病者入室，以汁饮一杯，少时又饮一杯，积数十杯，寒月则重汤荡而饮之，任其吐利。病在上者，欲其吐多。病在下者，欲其利多。病在中及在上复在下者，欲其吐利俱多，全在活法而为之缓急多寡也。视所出之物，必尽病根乃止。吐利后必渴甚，不得与汤，以所出之溺饮之，非惟可以止渴，抑且可以荡涤余垢。行后倦怠觉饥，先与稠米饮，次与淡稀粥。三日后，方可与菜羹。调养半月或一月，自觉精神焕发，形体轻健，沉疴悉能去矣。自后须忌牛肉数年。

丹溪云：牛，坤土也。黄，土之色也。此以顺为性，而效法乎乾以为功，牡之用也。肉者，胃之乐也，熟而液，无形之物也，横散入肉络，由肠胃而渗透肌肤毛窍爪甲，无不入也。积聚久则形质成，依附肠胃回薄曲折处，以为栖泊之窠臼，阻碍气血津液，熏蒸燔灼成病，自非刮肠剖骨之神妙，可以铢两丸散，窥犯其藩墙户牖乎？肉液之泛溢，肠胃受之，其厚皆倍于前，有似乎肿。回薄曲折处，肉液充满流行，有如洪水泛涨，其浮槎陈朽，皆推逐荡漾，不可停留。在表者，因吐而汗，其清道者自吐而涌，浊道者自泄而去，凡属滞碍，一洗而尽。牛肉全重厚和顺之性，盎然焕然，润泽枯槁，补益虚损，宁无精神焕发之乐乎？正似武王克商，散财发粟，以赈殷人之仰望也。其方得于西域之至人，凡人于中年后，行一二次，亦却疾养寿之一助也。

又尝与人书曰：全在自饮轮回酒十数杯，以却逐余垢，迎接调匀，新宿营卫，使脏气肓膜生意敷畅，有脱胎换骨之功也。多嫌其秽，因致中辍，而功亏一篑。若非明物理通造化者，其肯视为美酝良味乎！

肥气丸息贲丸伏梁丸痞气丸奔豚丸五方总考

东垣，百世之师也。其制肥气丸以治肝积，制息贲丸以治肺积，制伏梁丸以治心积，制痞气丸以治脾积，制奔豚丸以治肾积，率以攻下温热之品类聚为丸。夫五脏积气，辟在肠胃之外，而用巴霜、厚朴辈峻剂以攻肠胃之内，非其治也。人皆曰东垣方，余直以为非东垣之剂也。借曰东垣为之，则无《脾胃论》矣。明者辨之。

《三因》散聚汤

半夏　槟榔　川归各四分　大黄酒浸　陈皮　杏仁　桂心　茯苓各一钱　甘草　附子　川芎各五分　枳壳　厚朴　吴茱萸各一钱五分

聚气在六腑，随其上下，发作有时，令人心腹绞痛，攻刺腰胁，少腹䐜胀，大小便不利者，此方主之。

上件皆六腑之病也。气之所积名曰积，气之所聚名曰聚。积者五脏之邪，聚者六腑之病也。是方名曰散聚者，所以散六腑之聚气耳。盖中气之道，热则施①张，施张弗聚也。寒则收引，收引则气斯聚矣。故桂心、附子、吴茱萸辛热之品也，半夏、陈皮辛温之品也，川芎、当归、杏仁辛润之品也，辛则能散聚，热则能壮气，温者能和中，润者能泽六腑。乃茯苓、甘草之甘平，可以使之益胃。而槟榔、枳壳、厚朴、大黄，则皆推陈之品也。

伏 翼 屎

此即天鼠之粪也，又名夜明沙。古人治血积，每用水蛭、虻虫辈，以其善吮血耳！然其性毒，人多患之。而伏翼屎者，食蚊而化之者也，蚊之吮血，不减蛭、虻，故亦可以攻血积。《本草》称其能下死胎，则其能攻血块也何疑？书此以待同志者用之。

古方治积聚药总考

古方有用曲、糵者，化水谷也。用硇砂、阿魏者，去肉食也。用陈皮、紫苏、生姜者，化鱼蟹也。用丁香、桂心者，腐果菜也。用牵牛、芫花者，攻水饮者。用三棱、鳖甲者，去癥瘕也。用附子、硫黄者，除痼冷也。用水蛭、虻虫者，攻血块也。用木香、槟榔者，攻滞气也。用雄黄、腻粉者，攻涎积也。用礞石、巴豆者，攻痰食也。甘遂、甘草并用者，假其相战以去积也。但立方之人，未入神妙，鲜有不类聚群毒以为丸者，此之谓猎不知兔，广络原野，冀一人获之，术亦疏矣。今考古人神异数事于下，以广见闻。

---

① 施：通“弛”。

蛲 瘕

《史记》曰：临菑女子薄吾病甚，众医以为寒热笃，当死。臣意诊其脉，曰蛲瘕，为病腹大，上肤黄粗，循之戚戚然。臣意欲以芫花一撮，即出蛲可数升，病已，三十日如故。病蛲得之于寒湿，寒湿气郁笃不发，化为虫。所以知薄吾病者，切其脉，循其尺，索刺粗而毛美奉发，是虫气也。其色泽者，中藏无邪气及重病。昆谓仓公以病蛲得之寒湿者，谓寒水湿土之气也。寒水湿土之气，郁极而不能宣发，则化为虫，所谓湿热生虫是也。芫花气微寒而味苦辛，有毒，能下十二经之水而攻积聚，故能下水土生化之蛲。

鸡子致积

北齐褚澄，善医术，建元中为吴郡太守，民有李道念者，以公事至郡。澄遥见谓曰：汝有奇疾。道念曰：果得冷疾五年矣。澄诊其脉曰：非冷也，由多食鸡子所致。令取蒜一升，服之即吐物如升许，涎裹之动，抉涎出视，乃一鸡雏，翅距已具而能走。澄曰：未也，盍服其余？从之，又吐十三枚，疾乃瘳。昆谓蒜性辛热，可以壮气，正气壮，则病邪不能容，故上涌而出，乃君子道长，小人道消之象。经曰：壮者气行则愈，怯者着而成病。此之谓也。

发 瘕

刘宋时，徐文伯者，徐嗣伯之兄也，笃好医术。宫人有患腰痛牵心者，发则气绝，众医以为肉瘕。文伯视之曰：此发瘕也，以油灌之。即吐物如发，引之长三尺，头已成蛇，又能摇动，悬之柱上，水尽沥，惟余一发而已。昆谓发者，血气之余也。入腹成蛇者，乃无情而化有情，离形而自成形也。无情而化有情，一腐草可以为萤，离形而自成形，一折枝可以植林。文伯治之以油者，投其先天之宜也，油性善泛，故哇之而出矣。或问：文伯何以便知其为发瘕？余曰：人患艺弗精耳，精艺自然入神。

蛇 瘕

隋有患者，尝病吐食，医作噎气、膈疾、翻胃三疾治之，无验。任度视之曰：非此三疾，盖因食蛇肉不消而致斯病，但揣心腹上有蛇形是也。病者曰：素有大风，常求蛇肉食，风稍退，复患此疾矣。遂以芒硝、雄黄治之愈。芒硝取其软坚，雄黄解其蛇毒。此《本草》之论，世人之所共识也。

鳖 瘕

宋有温革郎中者，自少壮健无疾，执不信医，见方书有云食鳖不可食苋者，故并啖之。自此苦腹痛，每作时，几不知人，始疑鳖苋所致，而未审也。复以二物令小苍头并食之，遂得病与革类，而委顿尤剧，未几遽死。舁其尸置马厩，未敛也，忽小鳖无数自上下窍涌出，散走厩中，惟遇马溺辄化为水。革闻，自视之，掊聚众鳖以马溺灌之，皆化为水。革乃自饮马溺，其疾亦愈。巢元方亦谓有患鳖瘕者死，其主破其腹，得一白鳖，鳖乃活，有乘白马来看者，白马遂尿随落鳖上，即缩头，乃以马尿灌之，随化为水。昆谓鳖苋并啖而成瘕者，苋能回鳖之生气故也。瘕成遇马溺而化者，象数克之故也。昔尼父系《易》，系鳖于离，以其外刚内柔，肖其象也。故鳖瘕者，离象。马溺者，坎象也。离为火，坎为水，天地变化，坎离交媾，则火涵乎水，水涵乎火，而鳖生于水，各正性命，象数相制，则火仇于水，水制其火，而鳖瘕化于马溺。然马溺能化鳖瘕，而不能化鳖者，气生者可化，形生者可死而已。他溺不可化，而惟马溺能化者，马得乾之刚，其气悍味厚，非凡溺可例故耳！

京三棱

《本草》云：昔有人患癥瘕死，遗言开腹取之。如其言，得块干硬如石，文理有五色，人谓异物，私取削成刀柄，后因以刀刈三棱，柄消成水，乃知此可疗癥瘕也。

卷之五

痿痹门第四十五

叙曰：痿、痹，二病也。今详《内经》，亦有称痹为痿者，故合而为一。考方八首，举其略耳，尽其变化，则在医之方寸焉。

肺 热 汤

羚羊角 玄参 射干 薄荷 芍药 升麻 柏皮各三钱 生地黄一合 栀子仁四钱 竹茹二钱

肺鸣叶焦，令人色白毛败，发为痿躄，脉来短数者，宜此方主之。

痿，犹萎也。痿躄者，手足不用之义。肺鸣者，火来乘金，不得其平而自鸣，今之喘急是也。叶焦者，火盛金衰，故叶焦也。色白者，肺病而色自见也。毛败者，肺主皮毛，病故折败也。发为痿躄者，肺主气，气者万物之父，肺者五脏之天，所以出纳天地冲和之气，而百骸资始者也，肺病则百骸失其天，而无以资始矣，故令人手足痿躄。脉来短者，肺之真脏脉也。脉来数者，火来乘金也。斯证也，持于冬，死于夏，十有九危。然而主是方者，冀其为十中之一尔！羚羊、玄参、射干，凉膈之品也，肺居膈上，故能清肺热。薄荷、升麻者，辛凉之品也，金郁则泄之，故用其辛凉以解肺中郁热。柏皮能益肾水，肾水益，则子可以救母。生地能凉心血，心君凉，则火不之乘金。栀子、竹茹，能泄肝肾中相火，相火熄，则肺金可清。芍药味酸，和肝之品也，肝和则不至于侮肺。侮肺者，谓金本以制木，今肺金自病，肝木乘其虚而轻侮之，臣强之象，势使然也。

人 尿

肺痿者，取人尿无时呷之，良于诸药。盖天一生水，地二生火。人尿润下咸寒，人身之天一也，故可以交吾身之坎离，济吾身之水火。或者因其秽而拒之，悲夫！未闻道者也。

三 补 丸

黄连　黄芩　黄柏等分　为丸。

心气热，下脉厥而上，色赤，络脉满溢，枢纽折挈，胫纵而不任地者，名曰脉痿，宜此方主之。

心者，君主之官也。《内经》曰：君火以名，相火以位。言君火正其名而无为，相火守其位以听命。故心气热，下脉厥而上者，此相火听命于君也。色赤者，心病而色自见也。络脉满溢者，孙络充满而溢于表，炎上作火之象也。枢纽折挈者，言肢节折挈而不便，乃阳光用事，邪居百节故耳。胫纵不任地者，脉溢于上则下脉空虚而痿弱，故胫纵而不任地也。脉空而痿，故曰脉痿。是方也，黄连泻心火，黄柏泻相火，黄芩泻五脏之游火，火去则脉不厥逆，各循其经，而手足用矣。正考见火门。

龙胆泻肝汤

柴胡一钱　人参　知母　麦门冬　天门冬　草龙胆　山栀子　生甘草　黄连各五分　黄芩七分　五味子七粒

肝气热，色青爪枯口苦，筋膜干而挛急者，名曰筋痿，宜此方主之。

肝者，东方木也。色青者，肝病而色自见也。肝主筋，爪者筋之余，肝热故令爪枯也。口苦者，胆为肝之府，咽为之使，胆热则汁上溢于咽，故令口苦也。肝主筋膜，筋膜干则燥而挛急，挛急则手足不用，故曰筋痿。是方也，黄芩、黄连、山栀、胆草，皆足以泻肝火。君之以柴胡，则能条达乎肝胆矣。木盛而兼燥金之化，故令挛急。天麦门冬、知母、五味，味厚而润者也，故足以养筋而润燥，若生甘草、人参者，所以养乎阳气也，经曰阳气者，精则养神，柔则养筋，是故用之。互考见火门。

蠲 痹 汤

羌活 赤芍药酒炒 姜黄酒炒 甘草各五分 黄芪 当归酒炒 防风各二钱五分

有渐于湿，以水为事，痹而不仁，发为肉痹者，此方主之。

湿气着于肌肉，则营卫之气不荣，令人痹而不仁，即为肉痿。肉痿即肉痹耳。是方也，防风、羌活，风药也，用之所以胜湿。经曰：营血虚则不仁，故用当归以养营。又曰：卫气虚则不用，故用黄芪以益卫。用夫赤芍、姜黄者，活其湿伤之血也。用夫甘草者，益其湿伤之气也。

六味地黄丸加黄柏知母方

熟地黄八两 山茱萸去核 山药各四两 牡丹皮 白茯苓 泽泻各三两 黄柏 知母各二两

肾气热，则腰脊不举，骨枯而髓减，发为骨痿，宜此方主之。

肾者水脏，无水则火独治，故令肾热。肾主督脉，督脉者，行于脊里，肾坏则督脉虚，故令腰脊不举。骨枯髓减者，枯涸之极也。肾主骨，故曰骨痿。是方也，熟地黄、山茱萸，味厚而能生阴。黄柏、知母，苦寒而能泻火。泽泻、丹皮，能去坎中之热。茯苓、山药，能制肾间之邪。王冰曰：壮水之主，以制阳光。此方有之矣。正考见虚损劳瘵门。

四君子汤

人参　白术　茯苓　甘草

阳明虚，宗筋失养，不能束骨而利机关，令人手足痿弱者，此方主之。

阳明者，胃也。胃为土，土者万物之母，《易》曰：至哉坤元，万物资生。若胃土一虚，则百骸失养，而绝其生气矣，故宗筋纵弛，不能束骨而利机关，令人手足痿弱。是方也，人参、甘草，甘温之品也，甘者土之味，温者土之气，故足以益阳明；白术、茯苓，燥渗之品也，燥之则土不濡，渗之则土不湿，故足以益脾胃。凡人大病之后，手足痿弱者，率是阳明虚也。能于胃而调养之，则继东垣之武矣。

八 味 丸

熟地黄八两　山茱萸去核　山药各四两　牡丹皮去木　白茯苓　泽泻各三两　附子盐煮　肉桂盐炒，各一两

入房太甚，宗筋纵弛，发为阴痿者，此方主之。

肾，坎象也。一阳居于二阴为坎，故肾中有命门之火焉。凡人入房甚而阴事作强不已者，水衰而火独治也。阴事柔痿不举者，水衰而火亦败也。丹溪曰：天非此火不足以生万物，人非此火不能以有生，奈之何而可以无火乎？是方也，附子、肉桂，味厚而辛热，味厚则能入阴，辛热则能益火，故能入少阴而益命门之火。熟地黄、山茱萸，味厚而质润，味厚则能养阴，质润则能壮水，故能滋少阴而壮坎中之火。火欲实，则泽泻、丹皮之咸酸，可以引而泻之。水欲实，则山药、茯苓之甘淡，可以渗而制之。水火得其养，则肾官不弱，命门不败，而作强之官得其职

矣。

天雄附子川乌硫黄蜀椒蛇床子韭子小茴香八物考

痿证大都主热，痹证大都主寒。然痿证亦有寒者，痹证亦有热者，此不可泥也。《内经》曰：淫气喘息，痹聚在肺。淫气忧思，痹聚在心。淫气遗溺，痹聚在肾。淫气乏竭，痹聚在肝。淫气肌绝，痹聚在脾。此五证者，非温药不足以疗之也，宜于天雄、附子、川乌、硫黄、蜀椒、蛇床子、韭子、小茴香辈消息之。

厥证门第四十六

叙曰：六经皆有厥证，率是火尔。今表杂证之厥数条，以示大者。若伤寒阴厥、阳厥，宜于伤寒方考求之。

六物附子汤

附子　肉桂　防己各四钱　炙甘草二钱　白术　茯苓各三钱

阳气衰于下，令人寒厥，从五指至膝上寒者，此方主之。

进退消长者，阴阳之理也，故阳气衰乏者，阴必凑之，令人五指至膝上皆寒，名曰寒厥。寒厥者，寒气逆于下也。附子、肉桂，辛热之品也，故用之以壮元阳。而防己、甘草、白术、茯苓，甘温燥渗之品也，可佐之以平阴翳。

大补丸

黄柏一物，炒褐色，为末作丸。

阴气衰于下，令人足下热，热气循阴股而上者，名曰热厥，此方主之。

阳消则阴长，阴退则阳进，故阴气衰于下，则阳往凑之，令人足下热也。热盛则循三阴经而上逆，因谓之热厥。黄柏味苦而厚，为阴中之阴，故能补阴气之不足，泻热气之有余。王冰曰：壮水之主，以制阳光。此方之谓也。

八味顺气散

白术　人参　白芷　白茯苓　台乌药　青皮　陈皮各一钱　甘草五分

七气拂郁，令人手足厥冷者，此方主之。

气者，人身之阳也，一有拂郁，则阳气不能回达，故令手足厥冷。是方也，白芷、台乌、青皮、陈皮，开郁顺气之品也，可以宣发诸阳。人参、白术、茯苓、甘草，补中益气之品也，可以调其不足。经曰：邪之所凑，其气必虚。是故用夫补尔！

人参固本丸

人参二两　天门冬　麦门冬　生地黄　熟地黄各四两

《内经》曰：阳气者，烦劳则张，精绝，辟积于夏，使人煎厥。宜此方主之。

诸动属阳，故烦劳则扰乎阳，而阳气张大，阳气张大，则劳火亢矣 。火炎则水干，故令精绝。是以迁延辟积，至于夏月，内外皆热，水益亏而火益亢，孤阳厥逆，如煎如熬，故曰煎厥。是方也，生、熟地黄，能救肾水而益阴精。天、麦门冬，能扶肺金而清夏气。人参能固真元而疗烦劳。以之而治煎厥，诚曲当之方也。

蒲 黄 汤

蒲黄一两，炒褐色　清酒十爵　沃之温服。

《内经》曰：大怒则形气绝，而血菀于上，使人薄厥。宜此方主之。

肝藏血而主怒，怒则火起于肝，载血上行，故令血菀于上。菀，乱也。薄，雷风相薄之薄。血气乱于胸中，相薄而厥逆也。蒲黄能消瘀安血，清酒能畅气和荣，故用之以主是证。

二十四味流气饮和苏合香丸

尸厥者，破阴绝阳，形静如死。医者不知针石，宜此二方主之。

尸厥者，五尸之气，暴疰于人，乱人阴阳气血，上有绝阳之络，下有破阴之纽，形气相离，不相顺接，故令暴蹶如死。所谓一息不运则机缄穷，一毫不续则霄壤判也。昔虢太子病此，扁鹊以针石熨烙治之而愈。今之医者，多不识针石，苟临是证，将视其死而不救欤？故用二十四味流气饮和苏合香丸主之，使其气血流动，阳无绝络，阴无破纽，则亦五会之针、五分之熨、八减之剂尔。流气饮，见气门。苏合香丸，见风门、五疰门。

痉门第四十七

叙曰：痉，风胜之病也，而寒湿每兼之。然疏风之物不可独用，独用则筋益燥而痉益坚，此养血之品所必加也。方药三考，惟同志者广之。

小续命汤

麻黄去节　人参　黄芩酒炒　芍药酒炒　川芎酒洗　防己　杏仁去皮尖，炒　桂枝净洗　甘草各一钱　防风　附子炒，去皮脐，各五分

病强痓者，此方主之。

痓，痉字之误也。强痓者，坚强而劲直，颈项牵急而背反张也。此以风寒湿三者客于太阳，伤其大筋，筋牵而急，故令痉

也。然得之风湿者，令人有汗不恶寒，名曰柔痉，昔人以桂枝加葛根汤主之是也。得之寒者，令人无汗恶寒，名曰刚痉，昔人以葛根汤主之是也。是方也，有麻黄、杏仁，则可以发表散寒。有桂枝、芍药，则可以解肌驱风。有防风、防己，则可以驱邪胜湿。有人参、甘草，则可以益气柔筋。有川芎、黄芩，则可以和阴去热。乃附子之热，可以温经，而亦可以去湿者也。正考见中风门。

十全大补汤

人参　黄芪蜜炙　茯苓　白芍药酒炒　白术炒　当归酒洗　甘草炙　熟地黄　川芎等分　桂枝少许

发汗过多，因而致痉者，此方主之。疮家虽身疼，不可发汗，发汗则痉者，亦此方主之。

上件皆是过亡津液，无以养筋，筋牵而急，故令百节强痉耳！经曰：阳气者，精则养神，柔则养筋，故用人参、白术、茯苓、黄芪、甘草之甘温者以益阳气；又曰手得血而能握，足得血而能步，故用当归、川芎、芍药、地黄、桂枝之味厚者以养阴血。

桂　　枝

《勾玄》云：以桂熬成浓汁，着于诸木嫩苗之上，必致萎谢。故痉者，筋病也，肝木主筋，药内用桂，可以伐肝缓筋，所谓木得桂而柔也，以故痉病宜之。

痫门第四十八

叙曰：痫，沉疴也，一年数发者易治，周年一发者难治，此虚实之判也。实者即攻之，虚者先补可也。考方三首，识其大耳，临证变化，岂曰拘之！

续命汤加紫苏陈皮方

竹沥一升二合　生姜汁五合　生苄汁一升　龙齿末　防风　麻黄各四两　防己　附子炮　石膏　桂枝各二两　陈皮去白　紫苏各半两

痫疾者，发则仆地，闷乱无知，嚼舌吐沫，背反张，目上视，手足搐搦，或作六畜声者是也。宜此方主之。

痫疾者，风痰之故也。风，阳气也，《内经》曰：阳之气，以天地之疾风名之，故其发也暴。然所以令人仆地者，厥气并于上，上实下虚，清浊倒置，故令人仆。闷乱无知者，浊邪干乎天君，而神明壅闭也。舌者心之苗，而脾之经络连于舌本，阳明之经络入上下齿缝中，故风邪实于心脾，则舌自挺，风邪实于阳明，则口自噤，一挺一噤，故令嚼舌。吐沫者，风热盛于内也，此风来潮汹之象。背反张，目上视者，风在太阳经也。足太阳之经，起于睛明，挟脊而下，风邪干之，则实而劲急，故目上视而背反张也。手足搐搦者，风属肝木，肝木主筋，风热盛于肝，则一身之筋牵掣，故令手足搐搦也。搐者，四肢屈曲之名。搦者，十指开握之义也。或作六畜声者，风痰鼓其气窍，而声自变也，譬之弄笛焉，六孔闭塞不同，而宫商别异是也。是方也，有麻黄、桂枝、防风、紫苏，则可以泄在经之邪。有竹沥、姜汁、陈皮，则可以行痰涎之滞。有苄汁、石膏，则可以清心肺之垫。有龙齿可以安魂。有防己可以通塞。若夫沉痼之痰，非附子不足以行其滞，而其大热之性，又足以益火之原而消阴翳，譬之太阳中天，幽谷之翳障无不消灭。此古人用附子之意也。

利　惊　丸

青黛　轻粉各一钱　牵牛末五钱　天竺黄二钱

上件为末，蜜丸黍米大，每服一钱。得利止后服。

惊痫气实者，此丸与之。

痫疾之原，得之于惊。或在母腹之时，或在有生之后，必以惊恐而致疾，故曰惊痫。盖恐则气下，惊则气乱，恐气归肾，惊气归心，并于心肾，则肝脾独虚，肝虚则生风，脾虚则生痰，畜极而通，其法也暴，故令风痰上涌，而痫作矣。经曰：实者泻之，故用竺黄、青黛以泻肝，牵牛、轻粉以泻脾。泻肝所以驱风，泻脾所以驱涎。

茶子吐法

痫证宜下、宜吐。茶子苦而善涌，能吐顽痰，用者宜取一升，捣烂煎汤五倍之。令患人先一夕勿食夜膳，次早以帛束其少腹，于无风处饮而行之，得大吐便止，不必尽剂。

癫狂门第四十九

叙曰：癫狂，皆失心也。经曰：主不明，则十二官危。故视听言动，皆失其职。初病者宜泻其实。久病者宜安其神。兹考名方八首，而古人之治法见矣。

大黄一物汤

大黄四两，酒浸一宿，水三升煎之，分三服，不已再作。

癫狂病者，此方主之。

多怒为癫，多喜为狂。癫者，精神不守，言语错乱，妄见妄言，登高骂詈是也。狂之始发，少卧少饥，自贤自贵，妄笑妄动，登高而歌，弃衣而走是也。癫病者，责邪之并于肝。狂病者，责邪之并于心也。此皆实证，宜泻而不宜补，故用大黄以泻之，取其苦寒，无物不降，可以泻实。又必数日后方可与食，但得宁静，便为吉兆，不可见其瘦弱减食，便以温药补之，及以饮食饱之，病必再作。戒之戒之！缓与之食，方为得体，故曰损其谷气，则病易愈。所以然者，食入于阴，长气于阳故也。

麻 仁 煎

麻仁四升，水六升，煎七合，空心服。

癫风者，此方与之，三剂效。

麻仁，润药也，多与之令人通利，故足以泻癫风。然可以济火，可以泽肝，可以润脾，可以濡肾，有攻邪去病之能，无虚中坏气之患，足称良也。

苦 参 丸

苦参一物为末，蜜丸梧子大。每服十五丸，薄荷汤下。

发狂无时，披头大叫，欲杀人，不避水火者，此方主之。

上件诸证，皆神明内乱也，故古人病狂谓之失心。苦参主心腹结气，故足以治时热狂言。

生 铁 洛

黄帝问曰：有病怒狂者，此病安生？岐伯对曰：生于阳也。帝曰：阳何以使人狂？岐伯曰：阳气者，暴折而难决，故善怒也，病名曰阳厥。帝曰：何以知之？岐伯曰：阳明者常动，巨阳、少阳不动，不动而动大疾，此其候也。治之奈何？岐伯曰：夺其食即已，夫食入于阴，长气于阳，故夺其食即已。使之服以生铁洛为饮，夫生铁洛者，下气疾也。昆谓怒者，肝木之志也。铁洛，金之体也。木欲实，金当平之，此其所以用铁洛也。

《灵苑方》朱砂酸枣仁乳香散

辰砂光明有墙壁者，一两　酸枣仁半两，微炒　乳香光莹者，半两

癫疾失心者，将此三物为末，都作一服，温酒调下。善饮者

以醉为度，勿令吐。服药讫，便安置床枕令卧。病浅者，半日至一日觉。病深者，三二日觉。令人潜伺之，不可惊触使觉，待其自醒，则神魂定矣。万一惊寤，不可复治。

唐相国寺僧允惠，患癫疾失心，经半年，遍服名医药不效。僧俗兄潘氏家富，召孙思邈疗之。孙曰：今夜睡着，明后日便愈也。潘曰：但告投药，报恩不忘。孙曰：有咸物，但与师吃，待渴却来道。夜分，僧果渴。孙至，遂求温酒一角，调药一服与之。有顷，再索酒，与之半角。其僧遂睡两昼夜乃觉，人事如故。潘谢孙，问其治法。孙曰：众人能安神矣，而不能使神昏得睡，此乃《灵苑方》中朱砂酸枣仁乳香散也，人不能用耳！正肃吴公，少时心病，服此一剂，五日方寤，遂瘥。

《本事方》以此方加人参一两，名宁志膏，炼蜜作丸如弹子大。每服一丸，薄荷汤化下。楼师云：族弟因兵火失心，制此方与之，服二十粒愈。亲旧多传去，服之皆验。昆谓重可以去怯，故朱砂能镇心安神。酸可使收引，故枣仁能敛神归心。香可使利窍，故乳香能豁达心志。必酒调尽醉者，欲其行药力而成莫大之功也。许学士加人参者，亦谓人参能宁心尔！

白 金 丸

白矾三两　郁金七两，须四川蝉腹者为真

二共为末，糊丸梧桐子大。每服五六十丸，温汤下。

《本事方》云：昔有一妇人癫狂失心，数年不愈，后遇至人授此方，初服觉心胸有物脱去，神气洒然，再服顿愈。至人云：此病因忧郁得之，痰涎包络心窍，此药能去郁痰。昆按：白矾咸寒，可以软顽痰。郁金苦辛，可以开结气。

惊 气 丸

附子　木香　白僵蚕　白花蛇　橘红　天麻　麻黄各半两

干葛二两　麝香五分　脑子二分　朱砂一钱，留少许为衣　天南星姜汁浸一宿　紫苏叶各一两

上件为末，炼蜜丸如龙眼大。每服一丸，金银薄荷汤下。

《本事方》云：戊寅年，军中一人犯法，褫衣将受刑而得释，精神顿失如痴。予与一丸，服讫而寐，及觉，病已失矣。提辖张载扬，其妻因避寇失心，已数年，予授此方，不终剂而愈。又黄彦奇妻，狂厥者逾十年，诸医不验。予授此方，去附子加铁粉，亦不终剂而愈。昆谓僵蚕、花蛇、天麻、南星可以豁风痰，麝香、脑子、木香、陈皮可以通脏窍，附子所以正元阳，朱砂所以安神志，麻黄、干葛、紫苏所以疏表而泄其惊气也。以铁粉而易附子者，亦以金能平木，而责厥为肝逆故耳！

云　母

此物性寒质重而明，寒可以胜热，重可以镇心，明可以安神，故纪朋用之汤液，以疗开元宫人。

惊悸怔忡门第五十

叙曰：惊悸怔忡，心疾也。心为一身之主，万化之原，失而不治，则十二官次第而失职，所谓主不明，则十二官危也。故考古人之方五首，以表大法，欲养其心者，尚酌而剂之。

养心汤

黄芪　白茯苓　茯神　半夏曲　当归　川芎各半两　柏子仁　酸子仁炒　人参　远志去心，姜汁炒　五味子　辣桂各二钱半　甘草炙，四钱

每服五钱。

心血虚少，神气不宁，令人惊悸怔忡者，此方主之。

心主血而藏神，故方寸灵台，名曰神室。神室血少而空虚，则邪气袭之，令人如有惊悸而怔怔忡忡不自宁也。《内经》曰：阳气者，精则养神，故用人参、黄芪、茯神、茯苓、甘草以益气。又曰静则神藏，燥则消亡，故用当归、远志、柏仁、酸枣仁、五味子以润燥，养气所以养神，润燥所以润血。若川芎者，所以调肝而益心之母。半夏曲所以醒脾而益心之子。辣桂辛热，从火化也，《易》曰：火就燥，故能引诸药直达心君而补之，经谓之从治是也。亦有加槟榔、赤茯苓者，因其停水为悸，加之以导利水气耳！非停水者，不之用也。

宁　志　丸

人参　白茯苓　白茯神　酸枣仁酒浸半日，隔纸炒　当归　远志　柏子仁　琥珀各半两　乳香　石菖蒲　朱砂各二钱五分

蜜丸梧子大。每服三十丸。

气血虚，梦中多惊者，此方主之。

重可以去怯，故用朱砂。明可以安神，故用琥珀。香可以利窍，故用乳香、菖蒲。气可以生神，故用参、苓、茯神。仁可以归心，故用柏仁、枣仁。酸可使养津，故用远志。润可以益血，故用当归。

朱砂安神丸

朱砂五钱，水飞，另研　黄连酒洗，六钱　生地黄一钱五分　炙甘草　当归各二钱五分

梦中惊悸，心神不安者，此方主之。

梦中惊悸者，心血虚而火袭之也。是方也，朱砂之重，可使安神。黄连之苦，可使泻火。生节之凉，可使清热。当归之辛，可使养血。乃甘草者，一可以缓其炎炎之焰，一可以养气而生神也。

治异梦多惊，外有二法：一于髻中戴粗大灵砂一纱囊，一于枕中置真麝香一囊，皆能杜绝异梦而疗夜魇。

朱雀丸

白茯神二两　沉香五钱

惊气怔忡者，此方主之。

因惊而得者，名曰惊气怔忡。《内经》曰：惊则气乱。宜其怔怔忡忡，如物之扑也。是方也，茯神之甘平，可以宁心。沉香之坚实，可使下气，气下则怔忡瘥矣。

密陀僧一物散

每服匕许。

惊气入心，喑不能语者，此方主之。

有人伐薪山间，为狼所逐，喑不能言。一医授以此方，茶调服，寻愈。又一军人采藤于谷，为恶蛇所逢，趋归，证状亦同，以此方与之亦愈。盖此物镇重而燥，重故可以镇心，燥故可以劫其惊痰。

健忘门第五十一

叙曰：以虚无寂灭为宗，则弗忘而学忘。以家国天下为念，则健忘而惧其忘。君子有天下国家之责，奈何而可忘耶？此健忘之方所必考也。

归脾汤

人参　黄芪　龙眼肉　酸枣仁　茯苓　白术　远志各一钱　炙甘草　木香　当归各五分

思虑过多，劳伤心脾，令人健忘者，此方主之。

心藏神，脾藏意，思虑过度而伤心脾，则神意有亏而令健忘也。是方也，人参、黄芪、白术、茯苓、甘草，甘温物也，可以益脾。龙眼肉、酸枣仁、远志、当归，濡润物也，可以养心。燥可以入心，香可以醒脾，则夫木香之香燥，又可以调气于心脾之分矣。心脾治，宁复有健忘者乎？丸剂宜主虚损劳瘵门天王补心丹。

孔子大圣枕中方

败龟甲酥炙　龙骨研末，入鸡腹中，煮一宿　远志去心苗　九节菖蒲去毛

上四件等分，为末。每服一钱，酒调下，日三。

学问易忘，此方与之，令人聪明。

凡人多识不忘者，心血足而无所蔽也。若心血不足，邪气蔽之，则伤其虚灵之体，而学问易忘矣。龟，介虫之灵物也。龙，鳞虫之灵物也。用龟甲、龙骨者，假二物之灵以养此心之灵，欲其同气相求云尔。远志辛温味厚，辛温可使入心，味厚可使养阴。菖蒲味辛气清，味辛则利窍，气清则通神，以之而治易忘，斯近理矣。是方也，出于孙真人之《千金方》，其来必有所自，但曰孔子大圣之方，则未敢是非也。

痛风门第五十二

叙曰：风者，百病之长，以其善行而数变也。痛风有寒、有湿、有痰、有血，而惟以风名者，得非以其善行数变，长于诸邪之故乎？今考名方五首，而痛风之情状见矣。

丹溪主上中下通用痛风方

南星姜制　黄柏酒炒　苍术泔浸七日，各二两　神曲炒　川芎各一

两 桃仁去皮尖、双仁 白芷 草龙胆 防己各五钱 羌活 威灵仙酒拌 桂各三钱 红花酒洗，一钱五分

此治痛风之套剂也。

有湿痰死血，而风寒袭之，风则善走，寒则善痛，所以痛者，湿痰死血留结而不通也。所以走痛者，风气行天之象也。是方也，南星燥一身之痰，苍术燥上下之湿，羌活去百节之风，而白芷则驱风之在面，威灵仙驱风之在手，桂枝驱风之在臂，防己驱湿之在股，川芎利血中之气，桃仁、红花活血中之瘀，龙胆、黄柏去湿中之热，乃神曲者，随诸药而消陈腐之气也。然羌活、白芷、威灵、桂枝，亲上药也；防己、桃仁、龙胆、黄柏，亲下药也，二之并用，则上行者亦可以引之而下，下行者亦可以引之而上，顾人用之何如耳？

二 妙 散

黄柏乳润 苍术米泔浸七日，等分

共为末，每用酒调下三钱。

湿热作痛，不拘上下，此方用之每良。

苍术妙于燥湿，黄柏妙于去热，二物皆有雄壮之性，亦简易之方也。

赶 痛 汤

乳香 没药 地龙酒炒 香附童便浸 桃仁 红花 甘草节 牛膝酒浸 当归 羌活 五灵脂酒淘去土

瘀血湿痰蓄于肢节之间而作痛者，此方主之。

肢节之间，筋骨之会，空窍之所也，故邪易居之。是方也，桃仁、红花、牛膝、当归，养血而活血也。乳香、没药、五灵脂，散结而定痛也。羌活所以驱风，香附所以理郁。乃地龙者，湿土所化之物，同类相从，故能达湿邪结滞之区。甘草节者，取

其性平，能和营卫而缓急痛之势也。或问湿痰瘀血，何以辨之？余曰：肢节沉重者是湿痰，晚间病重者是瘀血。

豨莶丸事考

唐·江陵节度使成讷进豨莶丸方云：臣有弟欣，年三十一，中风就枕五年，百医不瘥。有道人钟缄者，因睹此患，曰：可饵豨莶丸必愈。其药多生沃壤，高三尺许，节叶相对，五月间收，洗去土，摘其叶及枝头，九蒸九暴，不必太燥，但取蒸为度，杵为末，炼蜜丸梧子大。空心温酒、米饮下二三十丸。所患忽加，不得忧虑，至四千丸，必复如故；五千丸，当复丁壮。臣依法修合与欣服，果如其言。钟缄又言：此药与《本草》所述功效相异，盖出处盛在江东，彼土民呼猪为豨，呼臭为莶，必缘此药如臭莶气，故以为名。久经蒸暴，莶气自泯，每当服多，须吃饭三五匙压之。奉宣府医院详录。

又知益州张咏进豨莶丸表云：臣因在龙兴观，掘得一碑，内说修养气术并药二件。依方差人访问采觅，其草颇有异，金棱银线，素根紫荄，对节而生，蜀号火枕，茎叶颇类苍耳。谁知至贱之中，乃有殊常之效！臣自吃至百服，眼目轻明；即至千服，须发乌黑，筋力较健，效验多端。臣本州有都押衙罗守一，曾中风堕马，失音不语，臣与十服，其病立痊。又和尚智严，年七十，忽患偏风，口眼㖞斜，时时吐涎，臣与十服，亦便得瘥。今合一百剂，差职员史元奏进。义考见中风门。

桑 枝 煎

桑枝一小升，细切炒香，以水三大升，煎取二升，一日服尽无时。

诸痛风者，服此方良。

《图经》云：桑枝性平，不冷不热，可以常服。疗中风体痒，干湿脚气，及风气四肢拘挛，上气眼昏，肺气嗽，消食，利小便；久服轻身，聪明耳目，令人光泽，兼疗口干。《抱朴子仙经》云：一切仙药，不得桑枝煎不服。许学士云：政和间，予尝病两臂痛，服诸药不效，依此作数剂，臂痛寻愈。

疠风门第五十三

叙曰：疠风一证，古今难之，是以斯世之妄治者多也。深达疠风之奥者，洁古、东垣二人而已，余皆未有言也。今考古人之方六首，庶几乎精练之奇哉！

愈 风 丹

苦参四两，为末　土蝮蛇　白花蛇　乌梢蛇头尾全者，各一条，酒浸二三者，去骨，阴干为末　皂角五斤，去皮弦，以无灰酒浸一宿，取出用水熬膏

上以苦参、蝮蛇、白花、乌梢四味为末，将皂角膏和丸，如梧桐子大。每服七十丸，以玉屏风散煎汤吞下。轻者三蛇得一即效，不必全也。

疠风，手足麻木，毛落眉脱，遍身癞疹，瘙痒成疮者，此方主之。

疠风者，天地杀物之风，燥金之气也，故令疮而不脓，燥而不湿。燥金之体涩，故一客于人，则营卫之行滞，令人不仁而麻木也。毛落眉脱者，燥风伐其营卫，而表气不固也。遍身癞疹者，上气下血俱病也。诸痛属实，诸痒属虚，疠风之痒，固多有虫，而卫气之虚，不可诬也。是证也，主燥剂以疏风，则反以助邪，往往血枯而死，故求古方之润剂以主之。白花、乌梢、土腹三蛇者，血气之属也，用血气之属以驱风，岂不油然而润乎？然其性中有毒，同气相求，直达疠风毒舍之处，岂不居然而效乎？

皂角之性，善于洁身，则亦可以洁病。苦参之性，善于去热，则亦可以去风。昔人吞以防风通圣散，此方乃汗下之剂也，非营卫虚者所宜，今以玉屏风散更之，则黄芪可以排脓补表，防风可以利气疏邪，白术可以实脾而补肌矣。

换 肌 散

白花蛇　乌梢蛇酒浸各一宿　地龙去土，各三两　当归酒制　苍术米泔浸七日　木鳖子去壳　细辛　蔓荆子　白芷　赤芍药　威灵仙　天麻　天门冬　川芎　甘菊花　何首乌　紫参　荆芥穗　沙参　石菖蒲　胡麻炒　苦参　不灰木　草乌　炙甘草　白蒺藜　定风草即天麻苗　木贼各一两

上件共为末，每服五钱，食后酒调下，多饮为妙。

大风年深不愈，眉毛堕落，鼻梁崩坏，额颅肿破者，此方主之。

身半以上，天之阳也。病则气受之，气受之则上病，故眉落、鼻坏而颅破也。高巅之上，惟风可到，故用细辛、白芷、天麻、蔓荆、威灵、荆芥、甘菊、木贼、川芎、蒺藜、木鳖子、定风草诸物者，气味轻清，可以亲上，可以驱风，可以胜湿。乃不灰木、石菖蒲、草乌、苍术，则直可以疗湿矣。若苦参、紫参、沙参、何首乌，皆用之以解毒。当归、甘草、门冬、赤芍、胡麻，皆养血清气于驱风燥湿之队者也。地龙者，泥蟠之物，湿土所化也，故能引诸药以就湿；白花、乌梢者，奔腾之类，风动之象也，故能君诸药以驱风，此《易》所谓云从龙，风从虎也。

凌 霄 散

蝉壳　地龙炒　白僵蚕炒　全蝎炒，各七个　凌霄花半两

上为末，每服二钱，熟酒调下无时。尝坐于浴室汤中一时许，服药神良。

疠风，此方常获奇效。

疠风攻凿气血，木石不能获效者，非其类也。故用血气之属，能主风者以治之。蝉退主风热，地龙主风湿，僵蚕、全蝎主风毒，凌霄花主风坏之血。斯五物者，皆有微毒，用之以治疠风，所谓衰之以属也。然必坐于浴室汤中服药者，所以开泄腠理，使邪气有所出尔。

补气泻荣汤

升麻　连翘各六分　生地黄　黄芩各四分　当归　苏木　全蝎　地龙　黄芪　黄连各三分　桔梗五分　甘草一钱半　人参二分　胡桐泪一分　桃仁三枚　麝香少许　虻虫一枚，去翅足，微炒　水蛭二枚，炒烟尽

此东垣治疠风之方也。

补气泻荣，治疠风之妙旨也。卫气虚而邪袭，故用人参、黄芪、甘草以补气。营血坏而为疠，故用虻虫、水蛭、桃仁、苏木以消瘀。全蝎、地龙引诸药至风湿结聚之处。乃麝香者，利关窍而无所不之。升麻、连翘、桔梗入气而解其热。黄连、黄芩入脏而清其气。当归、地黄入血而调其新。若胡桐泪者，用之以除大毒之热，又足以杀疠风之虫而除顽肿也。

蚺　蛇

泉州有客卢元钦患大风，惟鼻根未倒。属五月五日，官取蚺蛇胆欲进，或言肉可以治风，遂取一截蛇肉食之，三五日渐可，百日平复。盖蛇之奔腾疾走，皆风象也，故为逐风之鳞，或嫌其毒而唾之，不知医之所取者，妙在其毒也。《易》曰：同气相求。有此蛇毒，方能就彼疠毒，如水流湿，火就燥，各从其类耳！《内经》曰：衰之以属，正是此意。

皂 角 刺

疠风眉发堕落者，取皂角刺九蒸九晒为末，每服酒下二钱。久服眉发再生，肌肤悦润，眼目倍明。

喉闭门第五十四

叙曰：喉者，气之关隘也，通则利，塞则害，无问其标本而当急治焉者也。今考八方于后，皆古人已试之程规，触类而通之，则活人之机膏膏矣。

雄黄解毒丸

雄黄一两　郁金一钱　巴豆十四粒，去油皮

共末为丸。每服五分，津液下。

缠喉急闭者，此方主之。

缠喉急闭，躯命之所关也，急治则生，缓治则死。是方也，雄黄能破结气，巴豆能下稠涎，郁金能散恶血。能此三者，闭其通矣。丹溪翁生平不用厉药，而此方者，其不得已而用之乎！

稀 涎 散

猪牙皂角四条，去黑皮　白矾一两

共为末，每服三字。

喉闭数日不能食者，以此方吐之。涎尽病愈。

皂角之辛利，能破结气。白矾之咸苦，能涌稠涎。数数涌之，涎去而病失矣。

甘桔防风汤

甘草五钱　桔梗　防风各三钱

咽痛者，此方主之。

甘草之甘，能缓喉中之急。桔梗之苦，能下喉中之气。防风之辛，能散喉中之壅。

火刺缠喉风法

用巴豆油涂纸上，捻成条子，以火点着，才烟起即吹灭之，令患人张口，带火刺于喉间。俄顷吐出紫血半合，即时气宽能言，及啖粥饮。盖火气热处，巴油皆到，火以散之，巴以泻之，烟以吐之，乃一举而三善之方也。

针急喉闭方

于患人手大指外边指甲后一韭叶许，针之出血，男左女右取之，血出即效。如大段危急，两手大指俱针之，其效甚捷。盖喉咙者肺之系，所针之处，乃少商也，为肺之井穴，故出血而愈。

喉中红赤用针出血法

凡患人喉中红赤，宜用针从旁针之，出血即愈。所以必欲旁针者，避夫哑门穴，犯之令人失音故耳！

笔 针

《名医录》云：李王公主患喉痈，数日痛肿，饮食不下。召到医官，尽言须用针刀溃破。公主闻用刀针，哭不肯治。痛迫，水谷不入。忽有一草泽医曰：某不用刀针，只用笔头蘸药痈上，霎时便溃。公主喜，令召之。方两次上药，遂溃出脓血一盏余，便宽，两日疮无事。令供其方，医云：乃以针系笔心中，轻轻划破而溃之尔，他无方也。

巧匠取喉钩

宋·咸平中，职方魏公在潭州，有数子弟皆幼，因相戏，以一钓竿垂钩，用枣作饵，登陆钓鸡雏，一子学之而误吞其钩，至喉中，急引之，而钩须已逆不能出。命诸医，不敢措手，魏公大怖，遍问老妇，必能经历。时有一老妇人年逾九十岁，言亦未尝见此，切料有识者可出之。时郡中莫都料性甚巧，令闻魏公。魏公呼老妇责之曰：吾子误吞钩，莫都料何能出之？老妇曰：闻医者意也，莫都料曾在水中打碑，塔添仰瓦。魏公悦，亲属勉之曰：试询之。遂召莫都料至，沉思良久曰：要得一蚕茧及念珠一串。公与之。都料遂将茧剪如钱，用物柔其四面，以油润之，中通一小窍，贯之钩线，次贯念珠三五枚，令儿正坐开口，渐加念珠，引之至喉，觉至系钩处，用力向下一推，其钩已下而脱，即向上急出之，见茧钱向下裹定钩须，须臾而出，并无所损。魏公大喜，遂厚赂之。公曰：心明者意必大巧，意明者心必善医。

头疾门第五十五

叙曰：头者，身之元首，一有疾苦，无问标本，宜先治之。失而不治，虽有股肱，弗能用矣。今考十方以治头，所以尊元首而用股肱也。有医责者，尚知务哉！

加味二陈汤

半夏　陈皮　茯苓　黄芩酒炒　甘草　川芎　细辛　黄连酒炒　薄荷　苍耳　胆南星

头痛常发者，名曰头风。偏于一边而痛者，名曰偏头风，宜此方主之。

丹溪云：湿土生痰，痰生热，热生风，是以头风为病，多见于嗜酒之人也。偏于一边而痛者，其说有二焉：一则曰气血有虚实，左属血分，右属气分也。一则曰身半以上，天气居之，天不足西北，故俱感于邪而右甚也。是方也，半夏、陈皮、茯苓、甘草，治痰之二陈汤也。加南星之燥，皆所以治痰耳。而黄芩、黄连者，用其苦寒以治热也。若川芎、细辛、薄荷、苍耳，皆治风之品也，高巅之上，惟风可到，是故用之。

辛夷散

辛夷　南星　苍耳　酒芩　川芎

头风鼻塞者，此方主之。

鼻气通乎天，清阳往来之窍也。风盛则气壅，故令鼻塞。《内经》曰：清阳出上窍；又曰：气薄则发泄。辛夷、川芎、苍耳，皆清阳气薄之品也，故可透气窍。佐以南星者，醒其风痰。佐以酒芩者，清其风热也。

三五七散

细辛一两半　防风四两　干姜炮，二两　附子三枚　山茱萸去核　茯苓各三两

共为细末，每服二钱，温酒食前调下。

大寒中于风府，令人头痛，项筋紧急者，此方主之。

风府，脑后之穴，督脉之所主也。寒者，天地严凝之气，故令项筋紧急。干姜、附子，辛热之物也，可以散真寒。细辛、防风，气薄之品也，可使至高巅。山萸养督脉之阴，茯苓和督脉之阳。河图之义，奇者为阳，偶者为阴，此方名曰三五七者，以补阳为义也。

半夏白术天麻汤

半夏姜炒　陈皮去白　麦芽各七分半　人参　白术炒　黄芪炙

苍术米泔浸七日　天麻　白茯苓　神曲炒　泽泻各五分　黄柏一分半　干姜二分

痰厥头痛，目眩者，此方主之。

痰厥者，湿痰厥逆而上也，痰气逆则上实，故令头痛。目眩者，目前如见黑色也。东垣曰：头痛苦甚，谓之足太阴痰厥，非半夏不能除。眼黑头旋，风虚内作，非天麻不能疗。人参、黄芪之甘温，可以泻火，亦可以补中。苍术、白术之苦甘，可以去湿，亦可以健脾。泽泻、茯苓，能利湿淫之邪。神曲、麦芽，能消水谷之滞。橘皮、干姜，所以开胃调中。而黄柏者，取其苦辛，能疗少火在泉发燥也。

丹溪治头眩方

南星　半夏　枳壳　桔梗　陈皮　甘草　茯苓　黄芩

痰火头眩者，此方主之。

痰之生也，原于湿，故用半夏、南星以燥湿，茯苓以渗湿，甘草健脾以制湿。痰之滞也，原于气，故用陈皮以利气，桔梗以下气，枳壳以破气。气滞则积而有余，气有余便是火，故用黄芩以泻火。

香橘饮

木香　白术　橘皮　半夏曲　茯苓　砂仁　丁香　炙甘草

气滞不能运痰，而作头眩者，此方主之。

木香、丁香、砂仁、橘皮，所以流气。白术、半夏、甘草、茯苓，所以健脾。脾运则痰运，气行则痰行。

清空膏

羌活　防风各一两　黄连一两，酒炒　黄芩三两，酒制　川芎五钱　柴胡七钱　炙甘草一两五钱上件共为末。每服二钱，茶汤调如膏，搽在口内，少用白汤送下。

风热头痛者，此方主之。

风者，天之阳气也。人身六阳之气，皆聚于头，复感于风，是重阳而实矣，故令热痛。辛甘发散为阳，故用羌活、防风、川芎、柴胡、甘草。乃黄芩、黄连者，苦寒之品也，以羌活之属君之，则能去热于高巅之上矣。

八 珍 汤

人参　白术　茯苓　甘草　当归　川芎　芍药　地黄

血虚头痛、眩晕，此方主之。

气血，人身之阴阳也，两相得则治，一有失则病。故阴血虚损，则阳气独治，阳气亲上，故令头痛、眩晕。是方也，当归、川芎、芍药、地黄，味厚养血之品也。复用人参、白术、茯苓、甘草甘温之品以养气者，何哉？太极之妙，阴生于阳，故兼用此辈以益气耳。或问：头痛而用人参，阳邪不益亢乎？余曰：虚火可补，人参、黄芪之类，此之谓也。

瓜蒂散搐鼻法

苦瓜蒂　赤小豆等分

湿热淫于巅顶之上，头目偏痛者，令病人噙水一口，以此药一字，吹入痛边鼻中，泄出黄水即减。

苦能涌泄，故用瓜蒂。燥能胜湿，故用赤豆。实者泻之，故行搐法，乃直捣巢穴之兵也。凡云一字者，二分半也，取一分四字之义。

出 血 法

唐高宗苦风眩头重，目不能视，疾甚，召秦鸣鹤、张文中诊之。鸣鹤曰：风毒上攻，若刺头出少血，即愈矣。天后自帘中怒曰：此可斩也。天子头上，岂是试出血处耶！上曰：医之议病，理不加罪，且吾头重闷，殆不能忍，出血未必不佳。命刺之。鸣鹤刺百会及脑户出血。上曰：吾目明矣。言未毕，后自帘中顶礼拜谢之曰：此天赐我师也。躬负缯宝，以遗鸣鹤。昆谓诸痛为实，理宜泻之，《内经》言出血者屡矣，必以血变而止。今南人恶于针石，每畏出血，北人犹然行之。经曰：恶于针石者，不足与言至巧。故医之巧者，必兼针石。鸣呼！丹溪之贤，不知针石，今世人群然以医之大成称之，此子禽之贤子贡也。使翁作于九原，则一言以为不知，必于斯人而示之矣。

腹痛门第五十六

叙曰：腹中者，中气之所居也。一有疾痛，则坏中气，百骸十二官胡然受气而荣养乎？故考名方十一首，以治腹痛。

二姜丸

干姜炮　良姜等分

腹痛脉迟者，此方主之。

腹痛之由有数种，今曰脉迟，则知寒矣，故用干姜、良姜之辛热者以主之。辛可以破滞，热可以散寒，不滞不寒，痛斯失矣。

丁香止痛散

丁香　小茴香　良姜　炒甘草

此亦治寒气腹痛之方也。

寒气入经，涩而稽迟，故令腹痛。经曰：得炅则痛立止。炅，热也，故用丁香、茴香、良姜之辛热者以主之。而复佐以甘草者，和中气于痛损之余也。

盐汤探吐法

烧盐半升　温汤五大升

和服探吐。

诸腹痛，连于胁膈，手足冷，脉来伏匿者，此方主之。

凡腹痛连于胁膈，多是饮食、痰饮填塞至阴，抑遏肝胆之气。肝者将军之官，胆者少阳上升之令，抑之不得敷畅，两实相搏，令人自痛。所以痛连胁膈者，少阳之经行于两胁，厥阴肝脉贯于膈也。手足冷者，少阳之气不敷也。脉来伏者为痛甚，阳气闭藏之象也。经曰：木郁则达之，故用吐法。咸能软坚，故用烧盐。

扶阳助胃汤

附子二钱，炮　人参　草豆蔻　干姜　白芍药　炙甘草　官桂各一钱五分　吴茱萸　陈皮　白术　益智各五分

客寒犯胃，胃脘当心而痛，脉来沉迟者，此方主之。

客寒犯胃，多是饮食寒冷，或因食后呼吸冷气所致。脉来沉者为里，迟者为寒。是方也，附子、干姜、官桂、吴茱萸、草豆蔻、益智仁，辛热之品也，用之所以扶阳。邪之所凑，其气必虚，故用人参、白术、甘草甘温之品以助胃。用芍药者，取其味酸，能泻土中之木，用陈皮者，取其辛香，能利腹中之气。

三因七气汤

半夏姜汁制，五钱　茯苓四钱　厚朴三钱，姜汁炒　紫苏二钱

七气相干，阴阳不得升降，攻冲作痛者，此方主之。

三因者，内因、外因、不内外因也。七气者，寒气、热气、怒气、恚气、喜气、忧气、愁气也。以三因而郁，七气升降有

妨，则攻冲而痛。是方也，紫苏之辛芳，可使散七气。厚朴之苦温，可使下七气。半夏之辛温，茯苓之淡渗，可使平水谷相干之七气。

桂枝加大黄汤

桂枝洗净，炒 甘草 生姜各三两 芍药六两 大枣十二枚 大黄一两

腹中寒热不调而大痛者，此方主之。

寒热不调而大痛者，先食热物，后食寒物，二者不调，而令大痛之类也。是方也，桂枝能散真寒，大黄能泻实热，芍药能健脾而和肝，甘草能调中而益气，生姜可使益胃，大枣可使和脾。

玄 胡 酒

玄胡索一两，为末，炒香 清酒一升，淬入 温服。

妇人气血攻刺疼痛，连于胁膈者，此方主之。

玄胡索，味苦辛，苦能降气，辛能散血，淬之以酒，则能达乎经脉矣。

韭 汁 酒

韭菜汁 清酒等分 和服。

胁膈常时疼痛，得热则减，得寒则增者，此方主之。

上件证，死血也，故用韭汁消瘀，清酒行滞。

小 胃 丹

芫花好醋拌匀，炒黑不令焦 大戟长流水煮一时，洗净晒干 甘遂洗净晒干，各半两 黄柏三两，焙干 大黄酒润蒸熟，晒干，一两五钱

上件为末，粥丸麻子大。每服二三十丸，临卧津液吞下，或

白汤一口送下，取其膈上之湿痰，以意消息之，欲利则空心服。

痰涎蓄积胃脘，胸腹作痛者，此方主之。

小，消也。小胃者，消去胃中之痰物也。甘遂、芫花、大戟，能下十二经之湿痰，大黄佐之下行，黄柏制其辛烈。是方也，大毒之剂，攻杀击刺之兵也，善用则治，弗善用之则乱。故医者人之司命，实实虚虚，弗可弗察也。

雄槟丸

雄黄　白矾　槟榔等分

共为末，饭丸黍米大。每服五分，食远下。

腹中干痛有时者，虫痛也，此方主之。

干痛者，不吐不泻而但痛也。有时者，淡食而饥则病，厚味而饱则否也。《浮粟经》曰：腹疾干痛有时，当为虫。此之谓也。是方也，雄黄、白矾、槟榔，皆杀虫之良剂也，故主之。虫盛者，以吐、下、驱虫之剂加之，视人虚实可也。

冰煎理中丸

宋徽庙常食冰，因致腹痛，国医进药俱不效，乃召泗州杨吉老脉之。吉老曰：宜主理中丸。上曰：服之屡矣，不验。吉老曰：所进汤使不同，陛下之疾，得之食冰，今臣以冰煎药，此欲已其受病之原也。果一服而瘳。昆谓是义也，《大易》所谓同气相求，《内经》所谓衰之以属也。自非吉老之良，乌能主此？

胁痛门第五十七

叙曰：胁者，肝胆之区也。肝为尽阴，胆无别窍，怒之则气无所泄，郁之则火无所越，故病证恒多。今考名方三首，示大观尔！

抑 青 丸

黄连一味，茱萸汤润一宿，暴干为末作丸。

左胁作痛者，此方主之。

肝，东方木也。南面而立，则左为东矣，故左胁为肝之部位。所以痛者，木气实也。木欲实，金当平之。以黄连泻去心火，使金无所畏，自足以平肝，故曰抑青。此古人实则泻其子，治之以其所不胜也。

小柴胡汤

柴胡　黄芩　人参　甘草　半夏　生姜　大枣

两胁作痛者，此方主之。

少阳胆经行于两胁，故两胁作痛，责之少阳。是方也，柴胡味辛而气温，辛者金之味，故足以平木，温者春之气，故足以入少阳。佐以黄芩，泻其实也。佐以半夏，破其滞也。而必用夫人参、甘草者，恐木病传脾，而先实其土也。用夫生姜、大枣者，调其营卫，不令经气壅滞也。

严氏推气散

枳壳　桂心　片子姜黄各半两　炙甘草一钱五分

肝气胁痛，此方主之。

肝藏血而主怒，故病则气血俱病。越人云：东方常实，实则可以泻矣，故用枳壳破其气，姜黄利其郁，桂心能引二物至于痛处。又曰：木得桂而柔，以故用之。乃甘草者，取其和缓之气，以调肝木之急尔！

腰痛门第五十八

叙曰：腰者，肾之府，水火之司，有生之根也。善调之，则根固而叶荣。不善调之，则根枯而叶萎。考方四首，而治腰之大者见矣。

青娥丸加黄柏知母方

破故纸酒浸少时，略炒 川萆薢童便浸一宿 杜仲姜汁炒断丝 黄柏盐水炒 知母酒炒 牛膝去芦，各四两 胡桃肉去皮，炮，八两 蜜丸。

肾虚腰痛者，此方主之。

肾，坎象也，水火并焉。水衰，则阳光独治，而令肾热。火衰，则阴翳袭之，而令肾寒。水火俱衰，则土气乘之，而邪实于肾，均之令人腰痛也。是方也，破故纸、杜仲、胡桃，味厚而温，黄柏、知母、牛膝，味厚而寒，温者可使养阳，寒者可使养阴，均之味厚，则均之能走下部矣。若萆薢者，苦燥之品，足以利水土之邪而平其气也。曰青娥者，涵阳之坎也，假之以名方，明其全夫水火之真尔！

独活寄生汤

独活 细辛 牛膝 桑寄生如无，用续断 秦艽 茯苓 桂心 白芍药酒炒 人参 防风 熟地黄 杜仲姜汁炒断丝 川芎酒洗 当归酒洗 甘草各三两

每服五钱。

肾气虚弱，肝脾之气袭之，令人腰膝作痛，屈伸不便，冷痹无力者，此方主之。

肾，水脏也，虚则肝脾之气凑之，故令腰膝实而作痛；屈伸不便者，筋骨俱病也。《灵枢经》曰：能屈而不能伸者，病在

筋。能伸而不能屈者，病在骨。故知屈伸不便，为筋骨俱病也。冷痹者，阴邪实也。无力者，气血虚也。是方也，独活、寄生、细辛、秦艽、防风、桂心，辛温之品也，可以升举肝脾之气，肝脾之气升，则腰膝弗痛矣。当归、熟地、白芍、川芎、杜仲、牛膝者，养阴之品也，可以滋补肝肾之阴，肝肾之阴补，则足得血而能步矣。人参、茯苓、甘草者，益气之品也，可以长养诸脏之阳，诸脏之阳生，则冷痹去而有力矣。

肾 着 汤

干姜　茯苓各四钱　炙甘草　白术炒，各二钱

肾着于湿，腰冷如冰，若有物者，此方主之。

肾主水，脾主湿，湿胜则流，必归于坎者势也，故曰肾着。腰为肾之府，湿为阴之气，故令腰冷如冰；若有物者，实邪着之也。干姜，辛热之物，辛得金之燥，热得阳之令，燥能胜湿，阳能曝湿，故象而用之。白术、甘草，甘温之品也，甘得土之味，温得土之气，土胜可以制湿，故用以佐之。白茯苓，甘淡之品也，甘则益土以防水，淡则开其窍而利之，此围师必缺之义也。

猪腰青盐杜仲方

猪腰一具　青盐三钱　杜仲末，五钱

先将猪腰剖开，后入青盐、杜仲于内，湿纸包裹煨熟，空心服之。

小可腰痛，此方主之。

《易》曰方以类聚，物以群分，故猪腰可以补腰。经曰：五味入口，咸先入肾，故青盐可以就下。杜仲辛甘，益肾之物也。君以猪腰，佐以青盐，则直走肾而补之矣。

七疝门第五十九

叙曰：疝，隐疾也。证有七，七者皆有虚实。今考七方，志七疝耳。若虚实之辨，则在夫人之变通也。

吴茱萸加附子汤

吴茱萸　生姜各三钱　人参一钱　大枣二枚　附子二钱

水煎凉服。

寒疝腰痛，牵引睾丸，屈而不伸，尺内脉来沉迟者，此方主之。

古称七疝，寒、水、筋、血、气、狐、㿗也。寒疝之由，必是寒客下体，如坐于卑冷，涉于寒渊之所致也。寒气自外入内，束其少火，郁其肝气，故令腰痛；痛而牵引睾丸者，肝之经络环阴器故也。寒主收引，故令屈而不伸。尺内主腰，脉来沉迟，皆阴脉也，寒亦明矣。故用吴茱萸、附子之辛热者以温其寒，用生姜、大枣之辛温者以和其气。邪伤之后，其正必虚，人参之补，可以去其虚矣。

升阳除湿汤

柴胡　羌活　苍术　黄芪各一钱五分　防风　升麻　藁本　炙甘草各一钱　蔓荆子七分　当归　独活各五分

水疝者，肾囊肿大，阴汗不绝，宜此方主之。

子和云：水疝者，得之饮水醉酒，劳于使内。其言当矣。盖饮水醉酒，则湿气胜，劳于使内，则肾气虚。肾气虚，则湿胜而流坎者势也，故令肾囊肿大如水晶，阴汗不绝如罅漏也。《内经》曰：下者举之。又曰：风能胜湿。是方也，柴胡、羌活、苍术、防风、升麻、藁本、蔓荆、独活，皆味辛而气清，风药也，亦升药也，故可以胜湿，可以升阳。而黄芪之甘，可使托其陷下之气。甘草之温，可使培其防水之土。当归之润，可使调荣血于风药之队也。泄泻门胃苓汤亦可酌用。

伏龙肝掺法

此即灶心土也。土足以防水，燥足以胜湿。水疝者，以此物细末掺之肾囊，亦良法也。

甘草梢黑豆汤

生甘草梢二两　黑豆半斤

水五倍，煎去半，空心服。

筋疝者，此方主之。

筋疝者，茎筋掣痛，挺胀不堪也。子和云：此以邪术得之。邪术者，房术春方之故也。治宜解毒缓急，故用甘草梢、黑豆以主之。

按摩法

外肾因扑损而伤，睾丸偏大，有时疼痛者，中有瘀血，名曰血疝。宜于夜分之时，自以一手托其下，一手按其上，由轻至重，丸弄百回，弥月之间，瘀血尽散，陈气皆行，诚妙术也！虽年深日久，无不愈之。

虎潜丸

黄柏盐酒炒　知母盐酒炒　熟地黄各三两　白芍药酒炒　陈皮盐水润，晒干　牛膝各二两　龟板四两，酥炙　锁阳酒润，晒干　当归各一两半，酒洗　虎胫骨一两，炙酥

羊肉为丸。

气疝者，拂郁则睾丸肿大，悲哀则不药而消，宜此方主之。

邪之所凑，常乘其虚。拂郁而睾丸肿大者，肝气乘肾之虚也。悲哀不药而消者，气有所泄也。先医云：肝肾之病同一治。故黄柏、知母、熟地、芍药、牛膝、当归、锁阳，味厚之品也，可以补肾，亦可以补肝。龟得天地之阴气最厚，虎得天地之阴气最雄，以血气中之阴类以补阴，欲其同气相求耳；陈皮者，取其能推陈腐之气；羊肉者，取其能补五脏之阳也。或问：何以不用橘核仁、细辛、枳实、川楝子、青皮之辈？余曰：此皆破气药也，昔医固多用之，然而治标云尔，况蹈重虚之戒乎？气实者用之可也。

补中益气汤加黄柏知母方

人参　黄芪　白术　当归　升麻　柴胡　陈皮　甘草　黄柏　知母

狐疝者，昼则气出而肾囊肿大，令人不堪，夜则气入而肿胀皆消，少无疾苦，宜此方主之。病愈而止。

狐之为物也，昼则出穴而溺，夜则入穴而不溺，以斯证肖之，故曰狐疝。夫昼，阳也。夜，阴也。昼病而夜否者，气病而血不病也，故用人参、黄芪、白术、甘草以益气。方内有升麻、柴胡，则能举其陷下之阳。方内有黄柏、知母，则能益夫不足之坎。当归味辛，可以活其壅滞之血。陈皮气芳，可以利其陈腐之气。或问：何以不主辛香流气之剂？余曰：本以气不足而致疾，复以流气之剂主之，非惟无益，而又害之矣。或又曰：然则子和流气之剂非欤？余曰：吾惟酌之于理而已，胡泥乎子和？

癞疝无治法

癞疝者，顽疝也，睾丸虽大而无疾苦也。此以父子相传，得于有生之初已然，非若有生之后三因所致之疾也，故不必主治。或有先是癞疝，后来疼痛疾苦者，此兼前件六证也，宜于前方消息之。

脚气门第六十

叙曰：脚气类伤寒，则察之难。脚气能令人死，则治之难。一病而有二难，是非可以浅浅论脚气矣。考方八首，同志者尚教我哉！

防己饮

木通 防己 苍术盐炒 生地黄酒炒 白术 槟榔 黄柏酒炒 甘草梢 川芎 犀角

脚气憎寒壮热者，此方主之。

脚气者，湿热在足，而作气痛也。湿热分争，湿胜则令人憎寒，热胜则令人壮热，此其为证。亦有兼头疼者，颇类伤寒，惟其得病之始，本于脚气为异耳。又不可以脚肿为拘，亦有痛而不肿者，名曰干脚气。亦有缓纵不随者，名曰缓风。亦有疼痛不仁者，名曰湿痹。亦有转筋挛急者，名曰风毒，此在医者体会而辨证尔！各有治法不同。大抵脚气之疾，壅疾也，喜通而恶塞，故孙真人曰：脚气之疾，皆由气实而死，终无一人以服药致虚而殂。故脚气之人，皆不得大补，亦不得大泻。是方也，木通、防己、槟榔，通剂也，可以去塞。犀角、黄柏、生地黄、甘草梢，寒剂也，可以去热。苍、白二术，燥剂也，可以去湿。然川芎能散血中之气，犀角能利气中之血，先痛而后肿者，气伤血也，重用川芎。先肿而后痛者，血伤气也，重用犀角。若大便实者，加桃仁。小便涩者，加牛膝。内热加芩、连，时热加石膏。有痰加竹沥，全在活法，初勿拘也。凡脚气临心，喘急不止，呕吐不休者，皆死，水犯火故也。

越婢汤

石膏一两　白术半两　麻黄七钱半　附子半个　甘草二钱

脚气痛肿，寒热相搏，脉来沉细者，此方主之。

气不得通则痛，血不得行则肿，此脚气之所以为壅疾也。寒热相搏者，邪气与正气相激搏也。脉来沉者为里，细者为阴。名曰越婢者，越，以发越为义。婢，卑也。是方能发越至卑之气，故以越婢名之。石膏性寒而重，寒能胜热，重能就下。附子味辛而热，辛能行壅，热能壮气。佐之以麻黄，则寒热之壅滞，皆从汗孔而泄矣。用白术、甘草，取其气味温平，能致冲和之气于发越之余耳。而甘草独少者，恐其性缓，多之不能速达于卑下之区也。

六物附子汤

附子　桂心　防己各四钱　甘草炙，二钱　白术　茯苓各三钱

水煎冷服。

寒湿脚气，疼痛不仁，两尺脉来沉细者，此方主之。

此痹证也。《内经》曰：寒气胜者为痛痹，湿气胜者为着痹。今疼痛不仁，是寒而且着也。两尺主两足，脉来沉者为里，迟者为寒。是方也，用桂心、附子温其寒。防己、白术制其湿。甘草、茯苓，脾家药也，扶土气之不足，制湿气之有余。然必冷服者，欲附、桂之性行于下，而不欲其横于上也。

椒汤洗法

川椒一两　葱一握　姜如掌大一块，槌碎

水一盆，煎汤洗之。

凡人患寒湿脚气，疼痛不仁者，内服煎剂，外宜以此汤熏洗之。

川椒辛热，能疗寒湿之痹。姜、葱辛温，能利肌肤之气。又曰：诸脚气者，皆壅疾也，洗之无有不良。

当归拈痛汤

当归 知母酒炒 猪苓 泽泻 白术 防风各一钱 炙甘草 黄芩酒炒 羌活 茵陈各一两 升麻 苦参酒炒 人参 葛根 苍术各二钱

脚气疼肿，湿热发黄者，此方主之。

脚气内壅，故令疼肿。湿热不得泄越，故令发黄。是方也，羌活、防风、升麻、葛根、苍术，皆辛散之剂也，可以泄越壅塞之脚气。苦参、黄芩、茵陈、知母，皆苦寒之品也，可以解除内壅之湿热。乃泽泻、猪苓、白术，淡渗物耳，能导利下焦之湿。当归、人参、甘草者，所以养血于败坏之余，益气于泄越之后也。

升阳顺气汤

升麻 柴胡 草豆蔻 陈皮去白 当归各一钱 黄芪四分 半夏 人参各三分 甘草 柏皮各五分 神曲一钱五分

脾气虚弱，胃气下注，令人足跗气肿者，此方主之。

脾虽具坤静之德，而有乾健之运，故脾气冲和，则升清降浊，无跗肿也。脾气一虚，土不制水，则胃中水谷之气下注，随经而下，令人跗肿。是方也，半夏、甘草，所以益脾。人参、黄芪，所以益气，神曲、豆蔻，所以消磨水谷。升麻、柴胡，所以升举胃气。当归能使诸药归脾，陈皮能利中宫之气。而柏皮者，取其味厚，能引升麻、柴胡不走足跗，而升举其陷下之阳尔！

杉 木 汤

杉木节一大升 橘叶一升，无叶用皮 槟榔七枚，火伏，槌碎 童便三大升共煮一升半，分二服。得快利，停后服。

唐·柳子厚《救死方》云：元和十二年二月，得干脚气，夜成痞绝，左胁有块，大如石，且死，因大寒不知人三日，家人号哭。荥阳郑洵美传杉木汤，服半食顷，大下三次，气通块散。病盖死矣，会有救者，因得不死，恐他人不幸有类予病，故以方传焉。昆谓此云干脚气者，谓脚气入腹，不得通泄也。脚气干于肝，则左胁有块。脚气干于脾，则令人痞。脚气干于心，则令人绝。病绝于夜者，夜气助其阴邪也。因大寒不知人者，阴进而阳不舒也。是方也，杉木节质重而气芳，质量则能达下，气芳则能疏壅。橘叶味苦而厚，过于青皮，槟榔质实而重，等于铁石，味厚则泄，质重则降，故能令邪气大下。童便，咸寒物也，咸则能引邪气以走浊阴，寒则能平热气使不上逆。经曰：道之远者，制大其服，故其量数五升云。

傅 螺 法

《医说》云：白石董守约，苦脚气攻注，或告之槌数螺，傅两股上，便觉冷气趋下至足而安。盖螺性能泌别清浊，故能疗脚气之湿热也。

宣州木瓜

顾安中，广德人，久患脚气，筋急腿肿，行履不得，因至湖州附船。船中先有一袋物，为腿疼痛，遂将腿搁之袋上，微觉不痛，及筋宽而不急。乃问梢人：袋中何物？应曰：宣瓜。自此脚气顿愈。噫！药气相感，且能愈疾，则用药当病者，从可知矣。

眼疾门第六十一

叙曰：眼，五官之一也。匪明则无以作哲，故眼重焉。医眼有专科，亦以其重耳！今考名方十五首，夫人酌其宜而用之，则复明之一助也。

消风养血汤

荆芥 蔓荆子 菊花 白芷 麻黄去节 桃仁去皮尖 红花酒炒 防风 川芎各五分 当归酒洗 草决明 石决明 白芍药酒炒 甘草各一钱

眼痛赤肿者，此方主之。

痛者，邪气实也。赤者，风热伤血也。肿者，风热注之也。是方也，荆芥、菊花、蔓荆、白芷、麻黄、防风、川芎，可以消风，亦可以去热，风热去，则赤肿去矣。桃仁、红花、当归、芍药、草石决明，可以消瘀，可以养血，亦可以和肝，瘀消则不痛，养血和肝则复明。乃甘草者，和诸药而调木气也。

益阴肾气丸

熟地黄二两 生地黄 山药 山茱萸 当归梢 五味子 牡丹皮 柴胡各五钱 泽泻 茯神各二钱五分

肾虚目暗不明者，此方主之。

精生气，气生神，故肾精一虚，则阳光独治，阳光独治，则壮火食气，无以生神，令人目暗不明。王冰曰：壮水之主，以制阳光。故用生熟地黄、山萸、五味、归梢、泽泻、丹皮味厚之属，以滋阴养肾，滋阴则火自降，养肾则精自生。乃山药者，所以益脾而培万物之母。茯神者,所以养神而生明照之精。柴胡者，所以升阳而致神明之气于睛明之窠也。孙思邈云:中年之后有目疾者,宜补而不宜泻。可谓开斯世之蒙矣！东垣此方其近之。

疗本滋肾丸

黄柏酒炒 知母酒炒，等分

共末为丸。空心盐汤下百丸。

此亦治肾虚目暗之方也。

眼者，肝之窍。肝，木脏也，得水则荣，失水则枯，故用黄柏、知母之味厚者以滋肾水，所谓虚则补其母也。是方也，虽曰补肾，亦泻之之类也，脾强目暗者宜主之。脾胃坏者，非所宜也。

干熟地黄丸

人参一钱　当归身　酒黄芩各五钱　干熟地黄一两　柴胡八钱　生地黄酒洗，一钱半　炙甘草　天门冬去心　地骨皮　枳壳麸炒　黄连酒炒　五味子各三钱

血弱不能养心，心火旺盛，肝木自实，瞳子散大，视物不清者，此方主之。

肝者，心之母，心火旺盛，故令肝木自实；肝主风，心主火，瞳子散大，风火动摇之象也。瞳子者，主照物，今而散大，宜其视物不清矣。越人云：实则泻其子，虚则补其母。火是肝之子，故用芩、连、骨皮、生地以泻火。水是肝之母，故用熟地、门冬、五味以滋水。《内经》曰阳气者，精则养神，故又以人参、甘草益其阳气。而枳壳者，所以破其滞泥。柴胡者，所以升其清阳也，清升而目自明矣。经曰：目得血而能视，故又以当归佐之。

补阳汤

肉桂一钱，去皮　知母炒　当归酒洗　生地黄酒洗　白茯苓　泽泻　陈皮各三钱　白芍药酒炒　白术炒　人参　黄芪炙　防风　羌活　独活　熟地黄　甘草各一两　柴胡二两

青白目翳者，此方主之。

阳不胜其阴，则生目翳。所谓阴盛阳虚，则九窍不通，乃阴

埃障日之象也。是方也，人参、黄芪、白术、茯苓、甘草、陈皮，甘温益气之品也，固所以补阳。柴胡、羌活、独活、防风，辛温散翳之品也，亦所以补阳。知母、当归、生熟地黄、芍药、泽泻，虽曰养阴，亦所以济夫羌、防、柴、独，使不散其真阳耳，是亦所以补阳也。用肉桂者，取其辛热，热者火之象，可以散阴翳，辛者金之味，可以平肝木，盖眼者，肝木之窍，以故用之。

百点膏

蕤仁去皮尖，三钱　防风八钱　黄连净，二两　当归身　甘草各六钱

前药锉细，以水五碗同煎，半干去渣，再煎至滴水不散，以净蜜等分加入，又熬少时为度，日可五七次用之。名曰百点膏，盖欲使药力相继耳。东垣云：张济氏病翳六年，以至遮蔽瞳人，视物有云气之象，因用此药而效。按此五药，蕤仁能散结气，当归能活滞血，防风能散风邪，黄连能攻久热，甘草能和气血，乃蜜则润之而已。

光明洗眼方

古青钱十文　黄连一钱　杏仁七枚，去皮　艾叶三片

上药用水一钟，煎去其半，澄清一宿，次日频频洗之良。

凡患风热，眼眶红烂者，此方洗之。

铜性清肃，可以胜热明目。黄连苦燥，可以泻热坚肤。艾叶辛温，可使驱风胜湿。杏仁辛润，可使利气泽皮。

《本事》羊肝丸

黄连一两　白羊肝一具，煮烂

二共为丸，梧子大。每服三十丸。忌猪肉、冷水。

《本事方》云：诸目疾翳障青盲，此方皆治。

唐·崔承元者，居官时，治一死囚，出而活之，囚后数年以病死。崔后为内障所苦，丧明逾年后，半夜叹息独坐，忽闻阶除窸窣[1]之声。崔问为谁？徐曰：是昔蒙出死之囚，生不能报公，今来献目疾方耳。遂以前方言讫而没。崔依此合服，不数月复明。昆谓眼者，肝之窍，肝木自实则病眼，邪害空窍也。越人云：实则泻其子。故用黄连以泻心，能泻其心，则子食气于母，而肝弗实矣，目也岂不莹然而明乎？然必剂以羊肝者，取其为血气之属，同类相从，用之补肝，非若草木之性，偏一而失冲和也。

《类说》羊肝丸

夜明沙净洗　蝉退　木贼去节　当归各一两　羊肝四两

上药以前四物研为细末，以羊肝水煮烂捣如泥，入前四物拌和，丸如梧子大。食后温汤下五十丸。

明州定海人徐道亨者，事母至孝，因患赤眼而食蟹，遂成内障，凡历五年，虽抱眼疾，笃孝弗衰。忽梦一僧人授以此方，制而服之，百日复明。昆谓夜明沙能攻目中恶血，当归身能生目中新血，蝉退能去目中翳障，木贼能散目中翳热。乃羊肝者，同类相从，能引四物入肝而利其窍也。孝道感格，故致神方，所谓诚能动天也。

蛴螬明目

晋·盛彦之母失明，食必自哺。母既病久，婢仆数见捶挞，心怀忿焉。伺彦他出，取蛴螬炙而饲之。母食以为美，藏以示彦，彦见之抱母痛哭，母目豁然而开，若有神者。昆谓蛴螬能攻

① 窸窣　原作“蟋蟀”，据《中国医学大成》本改。

恶血，若目中血障者，用之必然神良；若用之概治目疾，则弗验也。

真人明目丸

生地黄　熟地黄　川椒去目及闭口者，微炒，等分

共为末，蜜丸梧子大。每服五十丸，空心盐米饮下。

江陵傅氏，目昏多泪，家贫鬻纸为业，性喜云水，见必邀迎。一日，有客方巾布袍过之，授以此方治目。如方修服，不一月目明，夜能视物。昆谓肾主目之瞳子，肾水虚竭，故令目昏。肝之液为泪，肝有风热，故令泪出。是方也，生地所以凉肝，熟地所以补肾，乃川椒者，味辛而热，可以疗肝肾之痹气。痹气者，湿热着而不散之气也。又于空心之时，以盐饮吞之，宜其直达肝肾之区矣。病在标而治其本，可谓神于病情者，此其所以为真人之方欤！

鼍龙点眼方

猪胆一枚，银铫中微火熬成膏，再入冰脑米许，点入眼中。

郭太尉者，真州人，久患目盲，有白翳膜遮睛，遍服眼药，无能效者。有亲仲监税在常州守官，闻张鼍龙之名，因荐于太尉。太尉请张视之曰：予眼缘热药过多，乃生外障，视物昏黑，更无所睹，医者以肝肾虚损治之愈盲。张曰：请太尉将药点眼并服之，一月取翳微消。后果一月翳退，双目如旧。因求点药方。乃只用前件修制，点入眼中，微觉翳轻。后又将猪胆白膜皮暴干，捻作绳子烧灰，待冷点翳，云盛者亦能治之。此方甚好，勿妄传。昆谓猪胆汁者，甲木之精也，可以莹润乙窍。冰脑者，辛温之品也，可以旋开目翳。膜灰者，化烂之品也，可以消去翳膜。

二百味花草膏

羯羊胆出其中，再填入好蜜拌匀，蒸之候干，入钵细研为膏。

福州人病目，两睑赤湿流泪，或痛或痒，昼不能视物，夜不可近灯，兀兀痴坐。其友赵谦子春语之曰：是为烂缘血风眼也，我有一药，正治此疾，名曰二百味花草膏。病者惊曰：用药品如是，世上方书所未有，岂易遽办？君直相戏耳！赵曰：我适间有药，当以与君。携一钱匕，坚凝成膏，使以匙抄少许入口，一日泪止，二日肿消，三日痛定，豁然而愈。乃往谒赵致谢，且叩其名物。赵笑以前方授之曰：以蜜采百花，羊食百草，故隐其名以眩人耳。昆谓内热则睑赤，肝热则出泣，微热则痒，热盛则痛，或痛或痒，皆火之故也。气热则神浊昏冒，故令昼不能视物；阳胜者喜恶火，故令不可以近灯光，此经所谓天明则日月不明，邪害空窍也。羯羊胆，苦物也，足以胜热；蜜，润物也，足以济火。然曰入口，不曰入眼，则固服食之剂耳！用之者，使频频噙之，药力相继为良。

明目六事方

损读书，减思虑，专内观，简外事，旦起晚，夜早眠。

晋·范宁常苦目痛，就张湛求方。湛书此六事，仍尾之曰：上方宋阳子少得其术，以授鲁东门伯，次授左丘明，遂世世相传。以及卜子夏、晋·左太冲，凡此诸贤，并有目疾，得此方之用。熬以神火，下以气筛，蕴于胸中，七日然后纳诸方寸，修之一时，近可数其目睫，远可察夫帘垂，长服不已，洞见墙壁之外。非但明目，乃亦延年。许学士评之曰：审如是而行之，非可谓之嘲谑，真明目之奇方也！

目疾者，戒沐头，宜濯足

昆谓此二句者，先医之格言也。太极之道，动而生阳，静而生阴。沐头则上动矣，必生阳而损目，况夫湿气难干，乘风而梳拂不已，则风湿袭于首而并于目，甚者至于丧明，此沐头之宜戒也。然何以宜濯足也？足太阳之经，根于足之小指端，上贯于睛明；足少阳之经，根于足大指歧骨间，上贯于瞳子帘；足阳明之经，根于足中指内间，上贯于承泣。《易》曰：水流湿，火就燥。若能以温水濯其两足，则头目间之热邪，亦能引之而下，况夫温濯之余，腠理疏泄，又足以泻经中之邪，是亦去病之一助也，故曰宜濯足。

耳疾门第六十二

叙曰：耳以司听，匪听弗聪也。君子有思聪之责者，胡然而使褎如乎？故考四方以治耳。

《千金》肾热汤

磁石煅红淬七次　白术　牡蛎各五两　甘草一两　生地黄汁　葱白各一升　麦门冬　芍药各四两　大枣十五枚

水九升，煎三升，分三服。

肾热耳中脓血，不闻人声者，此方主之。

耳者，肾之窍，故肾热则令人病耳，生脓出血，不闻人声也。是方也，磁石能引肺金之气下降于肾，肾得母气，自然清肃，而热日愈。生地汁、麦门冬、白芍药，所以滋肾阴而泻肾热。乃葱白者，所以引肾气上通于耳也。牡蛎咸寒，能软坚而破结气，得葱白引之入耳，则能开听户而消脓血。乃白术、甘草、大枣者，健脾之品也，所以培万物之母，益土气而制肾邪尔！

《千金》补肾丸

人参　黄芪　当归　山茱萸　牡丹皮　芍药　桂心　远志　巴戟天　菟丝子　细辛　苁蓉　附子　熟地黄　蛇床子　茯苓　甘草　干姜　泽泻　石斛各二两　石菖蒲一两　防风一两半　羊肾二枚

《千金》云：劳聋、气聋、风聋、虚聋、毒聋、久聋耳鸣者，此方主之。

劳聋者，劳火鼓其听户也。气聋者，经气滞塞于听户也。风聋者，风热闭其听户也。虚聋者，气血虚耗而神不用也。毒聋者，脓血障碍，妨于听户也。久聋者，病非一日，邪气痹聚也。凡是聋者，势必耳鸣，故总系其耳鸣也。味之甘者，可以补虚，亦可以却劳，人参、黄芪、羊肾、山萸、干地、菟丝、巴戟、苁蓉、泽泻、芍药、当归、茯苓、甘草，均味甘之品也，能疗虚聋、劳聋。味之辛者，可以驱风，亦可以顺气，防风、细辛、菖蒲、远志、丹皮、石斛，均味辛之品也，能疗气聋、风聋。性之毒者，可以开结毒，亦可以疗久痹，蛇床、桂心、附子、干姜，均辛温微毒之品也，能疗毒聋、久聋。

治三十年久聋方

故铁三十斤，以水七斗，浸三日取汁，入曲酿米七斗，如常造酒法，候熟。取磁石一斤，研末，浸酒中三日，乃可饮取醉。以绵裹磁石内耳中，覆头一卧，酒醒，去磁石即瘥。昆谓磁石引铁，物类之相感也。金石之性寒，可使主内热；金石之性重，可使镇怯气。共酿于酒，欲其无所不之；既饮其酒，复以磁石内耳，欲其内外交感，而听户随开尔！

耳 脓 方

人发烧灰存性，每用分许，吹入耳中即瘥。此湿者燥之之意。而必以人发者，近取诸身而自足也。他如白矾、赤石脂、鸽粪，皆可枯灰用之。

鼻疾门第六十三

叙曰：鼻居五官之中，疾非美观也。《记》曰：尽饰之道，斯其行者远矣。故考五方以治鼻。

苍耳散

白芷一两　辛夷仁　苍耳子炒，各二钱五分　薄荷五钱

共为末，食后葱汤下二钱。

鼻渊者，此方主之。

鼻流浊涕不止者，名曰鼻渊。乃风热在脑，伤其脑气，脑气不固，而液自渗泄也。此方四件皆辛凉之品，辛可以驱风，凉可以散热。其气轻清，可使透于巅顶，巅顶气清，则脑液自固，鼻渊可得而治矣。

辛夷散

辛夷　川芎　防风　木通去节　细辛洗去土　藁本　升麻　白芷　甘草等分

共为末，每服三钱，茶清调下。

鼻生瘜肉，气息不通，香臭莫辨者，此方主之。

鼻者，气之窍，气清则鼻清，气热则鼻塞，热盛则塞盛，此瘜肉之所以生也。故治之宜清其气。是方也，辛夷、细辛、川芎、防风、藁本、升麻、白芷，皆轻清辛香之品也，可以清气，可以去热，可以疏邪，可以利窍；乃木通之性，可使通中；甘草之缓，可使泻热。

瓜蒂散搐瘜肉法

先将鼻中瘜肉用针微刺，令患人含水一口，后以瓜蒂散和麝香少许，用水数滴吹鼻内，出涎水则愈。此苦能涌泄也，能泻其实，则瘜肉愈矣。

补 脑 散

天雄炮　辛夷仁　苍耳茸等分

共为末，饭后酒下二钱。

阳虚脑寒，鼻渊者，此方主之。

人身之上，天之阳也，故六阳之气皆会于首。若阳气自虚，则阴气凑之，令人脑寒而流清涕。是方也，天雄辛热而上浮，辛热者太阳之象，故可以温脑而补阳虚。辛夷仁、苍耳茸，皆轻清澈脑之剂，可以佐天雄而透脑。

大 朴 散

大黄　朴硝等分，为末

鼻赤如榴者，将此二物为末，酒调傅之。

鼻赤者，热也；所以赤者，血也。大黄之寒能泻热，朴硝之咸能败血。是证也，耽于酒者而后有之，若不绝其酒，而徒用其药，抱薪救火，何益于事？

口齿舌疾门第六十四

叙曰：君子无尺寸之肤不爱焉，则无尺寸之肤不养也。口也，齿也，舌也，何莫而非吾身之肤？则亦何莫而非吾之所当养矣？故考十五方以治口、齿、舌。

口糜散

黄柏　黄连各一两　雄黄　没药各二钱　片脑五分

五件共为细末，每用分许着于疮上良。

口疮糜烂者，此方主之。

口糜本于湿热，湿热不去，必至痟蚀。寒可以胜热，苦可以坚肤，故用黄连、黄柏。乃雄黄之悍，杀虫而利气。冰脑之窜，杀虫而入腠。没药之苦，散血而愈疮。

蔷薇煎

取蔷薇浓煎汁含之，又稍稍咽之，日三夜一。冬用根，夏用叶。

孙真人《千金方》云：蔷薇根，口疮之神药，人不知之。故其口齿一门，用蔷薇根者盖六方焉。今尝其药气平而味苦，《内经》曰：气薄为阳中之阴。又曰：味厚则泄。如此言之，固清气泄热之药也。

柴胡地骨皮汤

柴胡　地骨皮各三钱

实者加大黄、朴硝。

《气厥论》曰：膀胱移热于小肠，鬲肠不便，上为口糜。此方主之。

膀胱者，水道之所出；小肠者，清浊泌别之区也。膀胱移热于小肠，则清浊不能泌别，湿热不去，势必上蒸，故令口中糜烂而疮。乃灶底燃薪，笼中肉糜之象也。是方也，柴胡辛温，所以升其清阳。地骨皮苦寒，所以降其浊阴。清浊既判，则乾清坤宁，鬲肠利而口糜愈矣。实者加大黄、朴硝，谓大便秘涩，邪气自实，二阴皆秘，地道不通，故用大黄苦寒以泻实，朴硝咸寒以软坚，乃灶底抽薪之法也。

益 胆 汤

人参 炙甘草 黄芩各一钱 官桂半钱 苦参 茯神各一两 远志肉七分

谋虑不决，肝胆气虚，口苦舌疮者，此方主之。

肝主谋虑，胆主决断，劳于谋虑决断，故令气虚；咽门为胆之使，胆汁上溢于咽，故令口苦。木能生火，故令舌疮。是方也，人参、甘草，所以补其气虚。苦参、黄芩，所以清其气热。经曰：主明则十二官各得其职，故用茯神、远志以养心。又曰：微者正治，甚者从治，故用官桂之辛热。

滋阴大补丸加鹿茸方

熟地黄二两 川牛膝去芦 杜仲姜炒去丝 巴戟天去心 山茱萸去核 小茴香略炒 五味子炒 远志去心 肉苁蓉 白茯苓 山药各一两 红枣肉蒸熟，十四两 石菖蒲 枸杞子各五钱 鹿茸炙酥

肾虚，齿长而动者，此方主之。

肾主骨，肾虚则髓弱，髓弱则骨枯，骨枯则不能固齿，故令齿长而动。譬之败几焉，几败木枯，则紧窦之寸木摇摇而出，以水泽之，则败几润而寸木固。故治此者，宜滋阴补肾，肾不虚，则龈骨润；龈骨润，则齿固矣。是方也，熟地、牛膝、杜仲、山萸、五味、枸杞，皆味厚之品也，可以滋阴益肾。巴戟、苁蓉、茴香、远志、石蒲、山药、茯苓，皆甘温之品也，可以温肾生精。乃鹿茸者，取其为血气之属，得阴气之最完，故用之以为补肾填精益髓之品耳。红枣肉者，味甘益脾，故用之以剂丸也。

苦 参 汤

齐大夫病龋齿，仓公为之作苦参汤，日漱三升，五六日病

已。盖取其苦能安齿䘌，寒能去风热也。后人无风䘌，有用苦参洁齿，久而病腰重者，降多故也。此不知三军之事，而从三军之政，未有不败者也。

煮牙散

附子尖　天雄尖各二钱　全蝎七个

皆生捣和匀，点少许于痛处。

牙痛恶寒喜热者，此方主之。

凡人卧去之时，开口引其风寒，因致牙痛，故得寒饮则助其邪而痛甚，得热饮则散其寒而少宽。是方也，附子尖、天雄尖，辛热之品也，用之所以温寒；乃全蝎者，微毒之品也，假之就寒毒之区，兼疗风邪云尔！或用干姜、荜拨、细辛作汤以漱之，亦是治寒之意。

定风汤

牙皂角炙，一寸，去皮　白石膏五钱　朴硝一钱　荆芥一钱　葱白三寸

风热牙疼，喜寒恶热者，此方漱之。

内生风热，并于一颊，邪火自实，因致牙疼。故得寒饮则阴阳微和，而痛少可；得热饮则以火济火，而痛益深。是方也，用牙皂、荆芥、葱白之辛温以散其风。用朴硝、石膏之咸寒以驱其热。

梧桐泪蟾酥莨菪子韭子石灰总考

凡牙间有孔而痛者，以上五件，得一治之，皆获奇效。

梧桐泪，主火毒风疳䘌齿，王海藏常奇之矣。蟾酥主牙蚀，到处痛定，林元礼常奇之矣。莨菪子炮气蒸齿去䘌，孙真人常奇之矣。韭子入艾烧烟熏䘌，朱丹溪常奇之矣。此皆古人之方也。

新得一方，只是新烧石灰一物，蜜丸，着于齿蚀之处，应手而愈，此则古人之所未道也。

烧盐灶突墨[①]擦牙方

凡人齿缝中出血，只以烧盐、灶突墨[①]二物研匀，临卧擦牙漱口良。

盐胜血，故用烧盐；血得黑则止，故用灶突墨。

取牙不犯手方

草乌　荜拨各半两　川椒　细辛各二两

《本事方》云：四件共为细末，每用少许，以针揩在患牙内外，如此数次，其牙自伤，则易落矣。盖四物皆辛热之品，入齿龈而数伤之，则齿肉日离，此近理之方也。

蒲黄一物散

《本事方》云：一士人夜归，其妻熟寝，士人撼之，妻问何事，不答。又撼之，其妻惊视之，舌肿已满口，不能出声。急访医，得一叟，负囊而至，用药掺之，比晓复旧。问之，乃蒲黄一物。昆谓《内经》曰：热胜则肿。此必心脾之火并于舌，故令肿而满口。蒲黄性寒，能清气凉血，故愈。

槐花一物散

《良方》云：一士人无故舌出血，仍有小窍，医者不晓何疾，炒槐花为末，掺之而愈。昆谓诸见血皆是火证，槐花能疗血中之热，故愈。

① 灶突墨：即百草霜。

冰片

热证多舌出。有病愈而舌不能入者，以冰片分许，末其舌上则入。所以舌出者，热实于内，而欲吐舌泄气也；所以不能入者，邪气久居，舌强而不柔和也。冰片味辛热而气清香，可以利窍，可以柔筋，可以泄气，故得之而舌入矣。

蓖麻油捻纸熏舌法

有人舌肿舒出口外，无敢医者。一村人云：偶有此药，归而取至，乃二纸拈。以灯烧之，取烟熏舌，随即消缩。众问其方，村人曰：吾家旧有一牛，亦舌肿胀出口，人教以蓖麻油蘸纸作拈，烧烟熏之而愈，因以治人亦验。昆谓舌肿舒出口外，经所谓热胜则肿也。然舌者心之苗，又脾之经络连舌本散舌下，其热当责于心脾二经。《本草》云：蓖麻主浮肿恶气，取油涂之。叶主风肿不仁，捣汁傅之，则其能解风肿内热也可知矣。然用其烟，犹有妙义。烟乃轻清之物，一入其口，呼吸传变，可使径达心脾，匪微治标，亦可疗本。村人用之而不达其理，斯其所以为村人；医者闻之而不察其理，则亦村人而已矣！

卷之六

虫门第六十五

叙曰：为国者，必欲去夫蠹国之小人。故为医者，必欲去夫蠹身之蠹蚀。身国不同，理相须也。因著六考以疗虫，君子用之，庶几乎保安之一策也。

化 虫 丸

鹤虱去土　胡粉炒　苦楝根东引不出土者　槟榔各一两　芜荑使君子各五分　白矾枯，二钱五分

量人大小服，一岁儿可五分。

肠胃中诸虫为患，此方主之。

经曰：肠胃为市，故无物不包，无物不容，而所以生化诸虫者，犹腐草为萤之意，乃湿热之所生也。是方也，鹤虱、槟榔、苦楝根、胡粉、白矾、芜荑、使君子，皆杀虫之品，古方率单剂行之，近代类聚而为丸尔！

灵 砂 丹

水银一斤　硫黄四两

二物于新铫内炒成砂，更入水火鼎内，煅炼为末，糯米糊丸如麻子大。每服三丸，加至五七丸。忌猪羊血、绿豆粉、冷滑之物。

肠胃诸虫，此方主之良。

尝谓湿热生虫，故知湿热者，虫之天也。是方用硫黄以燥湿，用水银以驱热，是夺虫之天矣。虫失其天，未有不杀。

虫药总考

昆按：古方杀虫，如雷丸、贯众、干漆、蜡尘、百部、铅灰，皆其所常用也。有加附子、干姜者，壮正气也。加苦参、黄连者，虫得苦而安也。加乌梅、诃子者，虫得酸而软也。加藜芦、瓜蒂者，欲其带虫而吐也。加芫花、黑丑者，欲其带虫而下也。用雄黄、川椒、蛇床、樟脑、水银、槟榔者，治疥疮之虫也。用胡桐泪、莨菪子、韭子、蟾酥者，治龋齿之虫也。用川槿皮、海桐皮者，治风癣之虫也。用青葙子、覆盆叶者，治九窍匶蚀之虫也。用败鼓心、桃符板、虎粪骨、死人枕、獭爪、鹤骨者，驱瘵虫也。或用桃柳东南枝者，以其得天地春生夏长之气，而假之以为吾身之助也。或用吴茱萸东引根，或用酸石榴东引根，煎汤吞药者，一以此物亦能杀虫，一以东方者生物之始，诸虫受气之所也。东引根，能引诸药东行，夺其生生之气，乃伐根之斧也。

兰

《泊宅编》云：永州通宅听军员毛景，得奇疾，每语喉中必有物作声相应，有道人教之读《本草》药名，至兰而默然，遂取兰捩汁而饮之，少顷吐出肉块，长二寸余，人形悉具。刘思在永州亲见其事。《千金翼》云：兰主疳蚀，则固杀虫物尔！

雷丸

陈正敏《遁斋闲览》云：杨勔，中年得异疾，每发言应答，腹中有小虫效之，数年间，其声浸大。有道士见而惊曰：此应声虫也，久不治，延及妻子，宜读《本草》，遇虫不应者，当取服之。勔如言，读至雷丸，虫忽无声，乃顿服数粒，遂愈。

槟榔散石榴根煎

蔡定夫戡之子康积，苦寸白虫。医者教之以月初三日前，先炙猪肉一脔，置口中，咀咽其津而勿食，诸虫闻香争咂，如箭攻攒，却以槟榔细末一两，取石榴东引根煎汤调服之。蔡如其言，不两时，腹中雷鸣急泻，虫下如倾，以杖挑之，皆连绵成串，其长几丈，尚蠕蠕能动，乃悉置之于火，宿患顿愈。

古称九虫：一曰伏虫，长四寸，为群虫之长。二曰白虫，相生至多，形长一寸，其母长至四五尺。三曰肉虫，状如烂杏，令人烦闷。四曰肺虫，其状如蚕，令人咳而声嘶。五曰胃虫，状如蛤蟆，令人吐逆呕哕。六曰弱虫，状如瓜瓣，令人多唾。七曰赤虫，状如生肉，令人肠鸣。八曰蛲虫，至微细，状如菜虫，居洞肠间，居则为痔漏、痈疽诸疮。九曰蛔虫，长一尺，贯心则杀人。又有三尸虫，状如大马尾，薄筋依脾而居，乃有头尾，皆长三寸。又有劳虫、膈噎虫、癞虫、蛊虫、狐惑虫，未易悉举，医者推类而治之可也。

痔漏门第六十六

叙曰：察痔漏者，疡医之事也，君子鄙谈之。然择疾而疗，非医之任者也。故考二方，以大其规，详论药物，以要其变。

四物汤加黄芩黄柏槐花方

当归　芍药　川芎　生地黄　酒黄芩　酒黄柏　炒槐花

内热痔漏下血者，此方主之。

痔漏，广肠之毒也。《内经》曰：因而饱食，经脉横解，肠癖为痔。是以痔漏之疾，多见于膏粱富贵之人，而藜藿之腹，未见其多也。一有病根，则劳思便作，饮酒便作，所以然者，内热而血妄行也。是方也，生地、槐花、黄芩、黄柏，清其热也。当归、芍药、川芎，调其血也。

四君子汤

人参　白术炒　茯苓　甘草炙

年高气弱，痔血不止者，此方主之。误服攻痔之药，致血大下不止而虚脱者，亦此方主之。

血，有形之阴也，必赖无形之气以固之。故年高而气弱，则血下。久药损气，则血下。是方也，人参、白术、茯苓、甘草，皆甘温益气之品也。大气充盈，自足以固有形之血，譬之乾元充溢于两间，自能举乎大地，而无倾陷之危者也。

痔漏诸药总考

昆按：古方医痔漏下血，有用槐角灰者，有用柏叶灰者，有用猬皮灰者，有用露蜂房灰者，有用牛角腮灰者，有用胡桃灰者，俱以方寸匕酒调下，此皆枯痔之法也。汤液之中，有用防风者，有用秦艽者，有用皂角仁者，有用荆芥、白芷者，此皆责之风热入脏也。有用芒硝、大黄者，有用槟榔、枳实者，此皆责之实热可下也。有用胡黄连者，有用酒苦参者，有用石莲肉者，有用番木鳖者，此皆责之实热可清也。有用桃仁、红花者，有用蒲黄、苏木者，此皆责之瘀血未消也。有用杏仁、麻仁者，有用地黄、黄柏者，此皆责其燥金无液也。有用地榆、蕲艾者，有用枯龙骨、鹿角霜者，此欲强止其血也。有用象牙、螳螂者，有用人爪、蟹爪者，此欲放出其肛而外施药以愈之也。有用熏法者，有用洗法者，有用药坐者，无非枯痔止血之品也。有用插药者，有用挂线者，无非烂肌去腐之辈也。呜呼！任医犹任将，用药犹用兵。神于兵者，叠石可以为营，驱牛可以破敌。神于药者，心解而机自灵，见超而术自神，有不拘拘于纸上之陈言矣。

疥疮门第六十七

叙曰：人以弗病为安，疥疮虽曰小疾，然流连其痒，弗息其瘙，则亦非可观之度矣。因著六考以主之，庶几乎无疮痍也。

防风通圣散

防风 川芎 川归 黄芩炒 麻黄去节 连翘 薄荷 石膏 白术炒 栀子炒黑 大黄 芒硝 桔梗 荆芥 白芍药 滑石 甘草

表有疥疮，内有实热，此方主之。

诸痛疡疮痒，皆属心火，故表有疥疮，必里有实热。是方也，用防风、麻黄，泄热于皮毛。用石膏、黄芩、连翘、桔梗，泄热于肺胃。用荆芥、薄荷、川芎，泄热于七窍。用大黄、芒硝、滑石、栀子，泄热于二阴。所以各道分消其势也。乃当归、白芍者，用之于和血。而白术、甘草者，用之以调中尔。互考见中风门、火门。

玉 烛 散

川芎 当归 生地黄 赤芍药 大黄 甘草 朴硝各等分

疥疮作痛者，此方主之。

诸痛属实，实者可泻，故用朴硝、大黄泻其实，生地、赤芍凉其血，川芎、当归和其营，甘草调其卫。是方为攻下之剂，必形气、病气两实者，始可用之。若病气有余，形气不足者，以前方防风通圣散去大黄、芒硝可也。

当归补血汤加防风连翘方

当归　防风各一钱　黄芪五钱　连翘二钱

疥疮有血无脓，瘙痒不止者，此方主之。

有血无脓，此表气不足也。诸痒属虚，虚者可补，故用当归、黄芪大补其气血。乃防风者，引归、芪直达于表，二物得之而效愈速也。若连翘者，解诸经之客热而已。此药服之数剂，诸疮化毒生脓，又更服之，得脓满毒尽，则去病根，而无温瘢之患。若脓日久不干者，去黄芪，加白术、茯苓以燥之，如治烂豆之法则善矣。

十全大补汤

人参　黄芪　白术　茯苓　熟地黄　当归　川芎　芍药　甘草等分　桂少许

疮久，血气虚弱，颈面腹背皆疮者，此方主之。

疮疥生于手足者为轻，生于颈面腹背者，气血虚羸之盛，乃小人道长之象。故用人参、黄芪、白术、茯苓、甘草大补其气。用当归、川芎、白芍、熟苄、桂心大补其血。气血得其补，则腹背之疮先愈，而君子道长，小人道消矣。脾胃门参苓白术散，亦可酌用。

加　品

古方有用苦参、沙参、忍冬花、皂角刺者，此皆治疮善药。若依前法，则此辈不用亦愈，必欲用之，苦参宜用酒炒。

疥疮涂药总考

古方涂药，有用蛇床子、川椒、雄黄、樟脑、水银、槟榔者，有少入人言①者，皆杀虫也。有用木鳖子、大风子者，皆去风者。有用枯矾、硫黄者，为燥湿也。有用大黄、黄柏、轻粉、铅粉、黄丹者，为解热也。或以柏油涂者，或以麻油涂者，或以猪脂涂者。予少时常自用之，率验于此而违于彼，今月少愈，再月即发，竟以服药而瘳，终无益于涂也。然病浅者，间有涂之而愈，故涂药亦所不废。

暴死门第六十八

叙曰：幻化之躯，不能无死，但曰暴死，则非正命矣。君子顺受其正，胡然以非命归耶？故考方法八条，以拯暴死。

六君子汤加天麻方

人参　白术　茯苓　甘草　半夏　陈皮　天麻

暴死口噤吐沫，身体温暖，脉来虚大者，中风暴死也，此方主之。

暴死者，卒然而倒，不省人事也。风燥则筋急，故令口噤。吐沫者，风盛气涌使然，乃风来潮汹之象。风为阳邪，故令身体温暖。脉来虚大者，正气虚而邪气盛也。斯时也，主辛散之剂以驱风，则恹恹之气必绝，非其治也。故用人参、白术、茯苓、甘草之甘温者急固其气，复用半夏、陈皮之辛利者以平其沫。天麻之加，定风邪尔。

附子理中汤

附子　干姜　人参　甘草　白术

腹痛额头黧黑，手足收引，脉来沉下，无气以息者，中寒暴

① 人言：即“砒石”。

死也，此方主之。

腹痛病因固有数种，但额头黧黑、手足收引、脉来沉下，则中寒之验也。所以无气以息者，呼出主阳，吸入主阴，三阴受其真寒，则病不能吸。吸亡，则呼不能独存矣，故令人暴死。寒者温之，故用附子、干姜。乃人参、白术、甘草，所以生其呼吸之气也。进药后，更着艾灸其关元，此内外交治之法。是证也，有死一日夜而治之复苏者，幸勿因其危而忽之。

生脉散加香薷方

人参　麦门冬　五味子　香薷

人本阴虚，复遇暑途，饥困劳倦，暴仆昏绝者，此方主之。

人本阴虚，则阳独治，复遇暑途，则阳易亢，加之饥困劳倦，则阴益亏。所以暴仆昏绝者，一则阴虚而孤阳欲脱。一则暑邪乘虚而犯神明之府也。故用人参益元而固脱，香薷辟邪而却暑。麦冬之清，所以扶其不胜之肺。五味之酸，所以敛其欲脱之真。

四君子汤加竹沥姜汁方

人参　白术　茯苓　甘草　竹沥　姜汁

暴死有痰声者，名曰痰厥，此方主之。

痰厥者，虚阳载痰上逆之名。所以令人暴死者，顽痰塞其清阳呼吸之道也。痰既塞之，气欲通之，故令喉中有声。经曰：壮者气行则愈，怯者着而成病。故用人参、白术、茯苓、甘草之温补者以壮气。佐之竹沥、姜汁以行痰。

独参汤

人参二两，去芦煎

行立之间，暴眩仆绝，喉无痰声，身无邪热者，阴虚阳暴绝也，此方主之。

阴阳之在人身，互为其根而不可离者也。若阴道亏乏，则孤阳无所依附，亦自飞越，故令人暴眩仆绝。过不在痰，故无痰声。病不因感，故无体热。斯时也，有形之阴血，不能急生，无形之呼吸，所宜急固，况夫阴生于阳，又太极之妙乎！故以独参主之，取其为固元益气之圣品尔。

五磨饮子

木香 沉香 槟榔 枳实 台乌药

五件等分，白酒磨服。

暴怒暴死者，名曰气厥，此方主之。

怒则气上，气上则上焦气实而不行，下焦气逆而不吸，故令暴死。气上宜降之，故用沉香、槟榔。气逆宜顺之，故用木香、乌药。佐以枳实，破其滞也。磨以白酒，和其阴也。

火醋熏鼻法

凡感臭秽瘴毒暴绝者，名曰中恶。不治即死。宜烧炭火一杓，以醋沃之，令患人鼻受醋气，则可复苏。既苏，以感冒门藿香正气散主之。

礼拜法

凡遇尸丧，玩古庙，入无人所居之室，及造天地鬼神坛场，归来暴绝，面赤无语者，名曰尸疰，亦曰鬼疰，即中祟之谓也。进药便死。宜移患人东首，使主人焚香北面礼拜之，更行火醋熏鼻法，则可复苏，否者七窍迸血而死。

凡男妇交感而死，在男子名曰脱阳，在女子名曰脱阴。男子虽死，阳事犹然不委；女子虽死，阴器犹然不闭。亦有梦中脱死者，其阳必举，阴必泄，尸容有喜色，为可辨也。皆在不救。

痘门第六十九

叙曰：小儿壮热，呵欠烦闷，时发惊悸，或吐或泻，手足时冷，面颊腮赤，嗽嚏者，为痘证也。盖痘出于五脏，由内达外，是以各显其证。呵欠烦闷，肝之证也。时发惊悸，心之证也。或吐或泻，手足时冷者，脾之证也。颊赤嗽嚏，肺之证也。钱氏谓独有肾脏无证，此大不然，若腰痛喜寐，则肾之证矣。五脏之证尽显者，其痘必多，但显一二证者，其痘必少。魏氏以痘本于淫火，其言高出前古，虽其主方近于执一，然录古人一十四方，则示人以变通也可知矣。今世之医，率以是短之，使诸子者并作于九原，昆遇魏氏则北面而师之，遇钱、陈则肩随而已。所以然者，二子之资不及魏也。兹考群方，则以百家而出入之，初不拘拘于三子矣。

痘证三四日前诸方考

升麻葛根汤

升麻　葛根各二钱　白芍药一钱半　甘草一钱

小儿初间发热壮盛，为风寒，为痘疹，莫能的辨，此方稳当，宜主用之。

表热壮盛，此邪实于表也。经曰：轻可以去实，故用升麻、葛根以疏表，甘草佐之，可以和在表之气。芍药佐之，可以和在表之荣。去其实邪，和其营卫，风寒则解，痘疹则出，诚初间之良剂也。如至四五日，痘中夹疹者，亦此方主之。疹散，只依常法治痘。

参苏饮

紫苏　陈皮　半夏　茯苓　干葛　前胡　桔梗各一钱　甘草五分　人参七分

风寒壮热，体重头痛，痰嗽壅盛者，此方主之。

风寒客于外，故用紫苏、干葛以发表。痰嗽壅于内，故用半夏、前胡、桔梗、陈皮、茯苓以安里。邪去之后，中外必虚，人参、甘草急固其虚。此则表和而痘易出，里和而气不虚，表里无失，斯良剂矣！

麻黄汤

麻黄　杏仁　甘草　桂枝

天寒腠密，表热壮盛者，此方主之。

解表之药有三品，辛凉、辛温、辛热也。夏月表气易泄，宜用辛凉。春秋表气平调，宜用辛温。若天寒之时，表气闭密，辛凉、辛温不能解散，故以麻黄、桂枝之辛热者以主之，亦各当其可而已。佐以杏仁，利其气也。佐以甘草，和其气也。

惺惺散

人参　白术　甘草　细辛　白茯苓　天花粉　白芍药　桔梗各七分

发热之初，未明是痘，形体怯弱者，此方主之。

人参、白术、茯苓、甘草，防其虚也。乃细辛、桔梗，所以疏其阳。天花粉、白芍药，所以和其阴。

加味红绵散

天麻　麻黄　荆芥穗　全蝎　薄荷　紫草　蝉退等分

风热惊搐者，以此药调抱龙丸。

痘之出也，自内达外。心热则惊，肝热则搐；所以搐者风也，所以惊者热也。是方也，麻黄、荆芥、薄荷、天麻、全蝎、蝉退，所以消风解热。乃紫草者，所以解毒发痘而活血也。

抱龙丸

天竺黄一两　胆南星二两　辰砂五钱，水飞七次　雄黄　琥珀　珍珠各三钱　麝香二钱五分　檀香　人参各二钱　木香　沉香各一钱　金箔二十叶

甘草汁为丸，如大豆大。每服一丸，婴儿半丸。

痘前发惊者，此方主之。

明者可以安神，故用琥珀、珍珠。重者可以去怯，故用辰砂、金箔。气窜可以利窍，故用雄黄、沉、檀、木、麝。甘温可以固元，故用人参。辛燥可使开痰，故用南星。寒凉可使清热，故用竺黄。

羌活透肌汤

羌活　陈皮　柴胡　前胡　半夏　茯苓　甘草　桔梗　川芎　当归　山楂

痘出见点未尽者，此方主之。

表气未疏，则出有不尽，故用羌活、柴胡、前胡、川芎以疏表。里气未利，则出有不速，故用半夏、茯苓、陈皮、甘草、桔梗以调里。当归活表里之血，山楂消表里之滞，血活滞消，则痘之出也易易矣。

透肌散

紫草二钱　木通一钱半　白芍药酒炒　人参　蝉退　升麻　甘草各五分

气弱痘出不尽者，此方主之。

人参、甘草，能益气而补中。紫草、木通，能透肌而起痘。升麻、蝉退，能退热而消风。乃芍药者，所以调阴气而和营卫也。

甘桔汤

甘草二钱　桔梗三钱

咽喉肿痛者，此方主之。

甘草之甘，泻实火而补虚火。桔梗之苦，清喉热而泻气热。

消毒饮

牛蒡子二钱　荆芥穗一钱　生甘草　防风各五分

咽喉肿痛，膈上热盛者，此方主之。

牛蒡子疏喉中风壅之痰，荆芥穗清膈间风壅之热，生甘草缓喉中风壅之气。乃防风者，散诸风不去之邪也。

加味如圣散

桔梗二钱　牛蒡子　麦门冬各一钱五分　甘草　玄参　荆芥各一钱　防风七分　生犀角　黄芩各五分

痰嗽风热，声哑喉痛者，此方主之。

牛蒡子、麦门冬，疗风痰而清肺热。荆芥、防风，散风邪而升郁热。甘草、桔梗、黄芩，利咽喉而清气热。犀角、玄参，凉心膈而疗结热。热去则金清，金清则声哑瘥矣。

紫草化毒汤

紫草二钱　陈皮一钱　升麻　甘草各五分　小便赤加木通

痘已出未出，热壅不快，并宜服之。

紫草活窍，利血化毒。陈皮快膈，消痰利气。升麻消风，发散疮痍。甘草补虚，和中解热。木通之加，为导热邪由溺而泄尔。

前胡化斑散

酒红花 当归各一钱 前胡八分 荆芥四分 白芷 甘草节 赤芍药 陈皮各五分 郁金七分，酒浸 胡荽子三十粒

痘中夹斑之轻者，此方主之。

斑之淡红色者，斑之轻也。治痘中之斑，与伤寒、杂证不同。伤寒之斑，宜主寒凉。痘中之斑，寒之则血凝而痘不起。杂证之斑，间用温补。痘中之斑，补之则血溢而斑愈盛。此方用酒红花、当归、赤芍药，所以活斑中之血。前胡、白芷、陈皮、荆芥，所以利表里之气。乃胡荽子、甘草节、酒郁金，皆所以散滞气尔。此其为药，利营调卫，不寒不热，诚得治痘斑之理也。师云：斑证之原，由初间不能清热解毒。若能于初间清热解毒，胡然有斑？

再 造 丸

生玳瑁一两半 片脑三钱 水蛭炒黄，一钱 蜈蚣炒，三钱 麻黄去节，一两

猪尾血为丸，龙眼大。每服一丸，日二。得微汗吉。

痘中有赤黑斑，狂言烦躁者，此丸主之。

原是实热之证，失于清热化毒，则令痘中夹斑，治之失道，则热益盛，而斑赤黑矣。若以手按之，血散者可治。是方也，生玳瑁能解毒而化斑。蜈蚣能从毒而化毒，水蛭能散瘀而破血，片脑能化气而利窍，麻黄能透肌而达表，和之以猪尾血，取其动而不滞尔。

黄连解毒汤

黄连炒 黄柏炒 黄芩炒 栀子炒黑，等分

里热壅盛者，此方主之。

无热固不化毒，热壅则毒亦不化。故用黄连泻心火，黄芩泻肺肝之火，黄柏泻肾火，栀子泻上下之火。无他证而惟热壅，故用药亦精专焉。

人参白虎汤

石膏三钱　人参　甘草　桔梗各一钱　知母二钱

里热渴甚者，此方主之。

石膏清胃热，胃清则不渴。人参、知母、甘草、桔梗化气而生津液，液生则渴自除。

辰砂益元散

滑石飞过，六钱　甘草净末，一钱　辰砂二钱，水飞

里热，小便黄赤，神气不清者，此方主之。

滑石清利六府，甘草解热调中，辰砂安神去怯。

加味导赤散

生地黄　人参　麦门冬　木通　甘草等分　竹叶十片　灯芯七根

小便黄赤，口干烦渴者，此方主之。

内热，故用生地黄。小便黄赤，故导以木通、竹叶、灯芯。口干烦渴，故润以人参、麦冬、甘草，乃气化而津液自生也。

七 正 散

车前子　赤茯苓　山栀仁　生甘草梢　木通　萹蓄　龙胆草

小便秘涩者，此方主之。

治痘而必欲利小便者，水循其道，而后地平天成故也。是方也，车前能滑窍，赤苓能渗热，木通能通滞，山栀能泻火，草梢

能通茎，萹蓄能利水，胆草能利热。七物者，导其热邪，正其中气，故曰七正。

四顺清凉饮

大黄　当归　芍药　甘草

实热内壅，腹胀秘结，痘不能出者，此方主之。

痘以热而出，固不能以无热。若实热内壅，腹胀便秘，则三焦之气不化，而痘不能以出矣。故用大黄通其滞，当归活其血，芍药养其阴，甘草调其胃。通利之后，表里气血皆承顺矣，故曰四顺。

蜜枣导法

形质虚弱，而大便秘结，不堪下者，用蜜熬滴水成珠，拈作枣子状，用鸡翎为心，少粘皂角末，纳入谷道中，病人以手急抱即出之，便随通矣。此以正气怯弱，不堪攻下故尔。

痘证五六日间方药考

活血散

木香二钱　当归尾酒浸，焙干　赤芍药酒浸炒　川芎　紫草　酒红花各五钱　血竭一钱

每服三钱。

痘中气血凝滞者，此方主之。

气贵利而不贵滞，血贵活而不贵凝。木香、川芎，调其气滞。芍药、归尾、紫草、红花、血竭，理其血凝。

退火回生散

滑石水飞　辰砂水飞，各一钱　冰片三厘

每用冷水调服一钱。

痘证，血热枯涩者，此方主之。

火炎则水干，是故枯涩。用滑石、辰砂导去其热，此灶底抽薪之意。入冰片者，欲其速达而无壅滞也。

犀角地黄汤

犀角生者　牡丹皮　白芍药　生地黄等分

诸见血、失血、血热者，此方主之。

心主血，生地黄所以凉心血。肝纳血，白芍药所以和肝血。火能载血，牡丹皮所以去血中之火。热能行血，生犀角所以解诸经之热。

白术茯苓泽泻汤

白术　茯苓　泽泻各一钱

痘而水泡者，此方主之。

中有实热，膈有停水，湿热外行，初则痘色晶亮，顷则痘皆水泡矣。此乃水不能润下，灶底燃薪，釜中发泡之义。是方也，白术甘而燥，能益土以防水。茯苓甘而淡，能益土以决防。泽泻咸而润，能润下而利水。水利湿消，泡自瘥矣。

补中益气汤

人参　黄芪　白术　当归　柴胡　升麻　陈皮　甘草

中气虚弱，痘不起胀者，此方主之。

《难经》曰：气主煦之，故气者，嘘长万物者也，痘不起胀，气之弱也可知矣。故用人参、黄芪、白术、甘草以补气，用柴胡、升麻以升阳，用当归可以活其荣，陈皮可以利其气。

保元汤

人参二钱　黄芪三钱　甘草一钱，炙　肉桂每用五分至七分

气虚陷顶者，此方主之。

气者，长养万物者也。气盛即物壮，气弱即物衰，故痘疮陷顶者，责之气虚也。魏桂岩自论云：人参益内，甘草和中，实表宜用黄芪，助阳须凭官桂。前三味得三才之道体，后一味扶一命之颠危。

四物汤

当归　川芎　白芍药　熟地黄

痘根淡，血弱者，此方主之。

痘至五六日，气尊血附之时，痘根淡者，为血弱。故用当归活血，川芎行血，熟地补血，芍药敛血。

当归活血汤

当归　川芎　赤芍药　红花　紫草各一钱　生地黄一钱五分，取汁更良

血热壅滞者，用此方活血凉血。

色紫为血热，色枯为血滞。热者凉之，枯者泽之，调血之道也。是方也，生地黄，凉血之品也。当归、川芎、赤芍药、红花、紫草，滑血之品也。凉者性寒，滑者质润，气利而已。

内托散

人参　黄芪　甘草　当归　川芎　白芍药　厚朴　防风　白芷　肉桂　木香　桔梗

表虚里实，气血皆弱者，此方主之。

在表者，痘顶灰陷为气虚，痘根色淡为血虚。若息重气粗，

则为里实。气虚，故用人参、黄芪、甘草。血虚，故用当归、芍药、川芎。然防风、白芷、肉桂，能引诸药自内而托之于外。木香、桔梗、厚朴，能调壅实以归于和。加减法：红紫黑陷属热毒者，去桂加紫草、红花、黄芩。淡白灰陷属虚寒者，加丁香温里，肉桂温表。当贯脓而不贯脓者，倍参、芪、当归、糯米，煎熟入人乳、好酒。

八珍汤

人参　白术　茯苓　甘草　当归　川芎　芍药　地黄

气体虚弱，痘证虽顺，此方主之。

医贵未然之防，痘证虽顺，若气体虚弱，不补恐有后失。故用人参、白术、茯苓、甘草以补气、当归、川芎、芍药、地黄以养血。

独圣散

川山甲炒，一两　麝香一钱

紫草汤调下一钱。

五六日间黑陷者，此方主之。

黑陷，危证也。黑者，秽恶触之而变其色也。陷者，正气下陷，不能起胀也。川山甲、麝香，膻腥秽恶之属也，何以用之？盖痘之为物，外触秽恶，则向里而陷。内触秽恶，则向外而凸。原其血气虚怯，故令如此。人牙散亦是此意。

挑疔散

紫草　雄黄　巴豆各等分

共为细末，油胭脂调用。

有痘疔、痘母者，用针挑破，以此药少许着之。

痘疔之色有二，紫疔、白疔也。痘疔之见有三，先疔见在面，次疔见在腹，后疔见在足也。是方也，紫草解毒利窍，雄黄解毒利气，巴豆化毒拔疔，乃挑疔之捷剂也。所谓痘母者，初出之时，遍身光润，稀少绽凸，其间有一二颗起发胀大，如八九日痘者，名曰痘母。急以此药挑破着之。否则诸痘日渐隐没，以至于无，皮肤之外，仅存渣滓，身冷自汗，吐泻烦躁而死矣。

痘证七日八日九日间所用方药考

内解散

人参　黄芪　甘草　白芍药　川山甲　当归　川芎　木香　金银花　皂角刺　山楂　干姜

七八日间，痘色枯淡，不起无浆者，此方主之。

痘至七八日，灌脓起胀之时也。若根窝色淡者，责其血弱。不起无浆者，责其气虚。故用人参、黄芪、甘草大补其气。又用当归、川芎、白芍大补其血。川山甲、皂角刺、金银花长于化毒。干姜、木香、山楂长于化滞。

托里散

人参　黄芪　甘草　肉桂　白芍药　当归　川芎　连翘　贝母　山楂　陈皮　桔梗　木香

补虚托里，此方通用。

人参、黄芪、甘草，补气药也，佐之以山楂、木香，则气不滞。当归、川芎、芍药，补血药也，佐之以肉桂，则血不滞。桔梗、连翘流气清热，陈皮、贝母利气开痰。

肉豆蔻丸

肉豆蔻　赤石脂各三钱　木香　枯矾各一钱　诃子　砂仁　龙

骨各二钱

七八日间大泻者，此方主之。

痘至七八日，灌脓起胀之时也。若大泻而虚其中，痘必陷下而不可为矣。然有湿而泻，有滑而泻，有积而泻。湿而泻者，宜燥之，枯矾、石脂是也。滑而泻者，宜涩之，龙骨、诃子是也。积而泻者，宜消之，豆蔻、砂仁是也。乃木香者，调其滞气，和其腹中而已。

黄芩芍药汤

条芩　芍药　升麻等分　甘草减半

肠胃热泻者，此方主之。

粪色黄褐为热泻，条芩可以清之，芍药可以寒之，升麻可以举之，甘草可以调之。

附子理中汤

附子　人参　甘草　白术　干姜

胃中虚寒，或又误服凉药，泻而手足厥冷者，此方主之。

人参、甘草、白术之甘温，所以补虚；干姜、附子之辛热，所以回阳。

砂仁益黄散

陈皮　青皮各二钱　诃子一钱　丁香　木香　砂仁各五分

食伤胃寒，呕吐而泻者，此方主之。

仲景云：邪在中焦，则既吐且泻。故用陈皮、青皮理其脾，丁香、木香温其胃，诃子所以止泻，砂仁所以消食。

十二味异功散

人参　豆蔻白　白术　当归　丁香　肉桂　厚朴　陈皮　半

夏 茯苓 附子 木香

痘出不光泽，不起胀，根窠不红，表虚痒塌者，此方主之。

中气有余，气血充满，则痘光泽起发，根窠红活，表无痒塌之患，中气不足，则表亦虚，而诸证作矣。是方也，人参、白术、茯苓、当归，所以补胃。附子、肉桂、丁香、豆蔻，所以温胃。半夏、木香、陈皮、厚朴，所以调胃。胃，阳明也。陈氏云：阳明主肌肉，胃气充足，则肌肉温暖，自然光泽起胀，而无痒塌之患。亦见道之论也。

十一味木香散

木香 丁香 肉桂 人参 青皮 大腹皮 半夏 甘草 前胡 诃子 赤茯苓

里虚泄泻而渴者，此方主之。

胃虚而寒，则生泄泻。泻失津液，则令人渴。是方也，人参、甘草，所以补胃。木香、丁香、肉桂，所以温胃。腹皮、青皮、半夏、前胡、赤苓，所以调胃。乃诃子者，所以止泻而生津也。此亦以胃气为主。盖胃不虚寒，则泻自止，津液自生，而渴自除矣。陈文中云：腹胀渴者，泻渴者，足指冷渴者，惊悸渴者，身温渴者，身热面皝白色渴者，寒战渴不止者，气急咬牙渴者，饮水转水泻不已者，已上九证，即非热也，乃津液少，脾胃肌肉虚故耳。宜木香散治之。如不愈，更加丁香、肉桂。昆谓痘色皝白，手足寒，大便溏，小便利，如是渴者虚也，本方主之；若痘色红赤，大便秘，小便赤，如是渴者热也，非此方所宜，慎勿与之。

二 神 散

丁香九粒 干姜一钱

痘色灰白不起者，此方主之。

气血原实，或以饮食凉剂，寒其中气，致痘不起。故只用丁香、干姜以温中，而不必参、芪等也。

救 生 散即无比散

猿猪尾血腊月取以新瓦瓶盛，挂于当风阴干为末　牛黄　冰片　麝香　腻粉各一分　朱砂研　马牙硝各一钱

上为细末，一岁者服一字，大者五分，温水和乳少许调服。

痘陷色黑，危困恶候，此方主之。

痘之为物，外感秽气，则陷而入。内食秽物，则凸而出。故猪血、牛黄、麝香，原皆秽物，可以起痘。乃马牙硝者，所以攻结毒；朱砂、腻粉者，所以攻结热。冰片则神于行滞而已。是方也，为热毒倒入脏腑，不得已而用之，以少卧时许，取下恶物如鱼脑为吉，然非平剂也。

南 金 散

紫背荷叶取霜后搭水者　白僵蚕取直者炒去丝，各等分

共为末，每服五分，胡荽汁和酒调下。

痘已出而复隐，其势甚危者，此方主之。

小儿气体怯弱，外感不正之气，则痘已出而复隐。荷叶芬香，可以却秽，得震卦仰盂之象，可以升其生生之气，而长养痘疮。佐以白僵蚕，一以取其就毒化毒，一以取其疏利风痰尔。

水杨柳洗法春夏用叶，秋冬用根

痘出陷顶，浆滞不行，或为风寒久克者，用水杨柳枝叶五升，水一大釜煎汤，先将三分之一置于盆内，以手试之，勿使甚热，亦勿使过冷。先服宜用汤药，然后入汤浴洗，渐渐添易，不可太冷。浴洗久许，乃以油纸捻燃灯照之。累累然有起势，陷处晕晕有丝，此浆影也。浆必满足，如不满，又浴如前。若体弱

者，只浴洗头面手足可也。桂岩云：此犹黄钟一动，而冻蛰启户；东风一吹，而坚冰解腹，始虽二物，竟则同一春也。

痘证十日以后宜用诸方考

十全大补汤

人参　黄芪　白术　茯苓　白芍药　当归　川芎　肉桂　甘草　熟地黄

痘证十日以上，血气虚弱者，此方主之。

参、芪、苓、术、甘草，大补气也。芎、归、芍、地、肉桂，大补血也。气血平补，故曰十全。

止痛活血散

白芍药酒炒，一钱

加细末，酒调下。

痘浆已满，血滞疼痛不可忍者，此方主之。

诸病痒者为虚，痛者为实。痒者宜补，痛者宜泻。此痛为血实而滞，故用芍药以平血，酒调以行滞。

如 神 散

当归　官桂　玄胡索等分

为末，酒调下一钱。

血滞腰痛者，此方主之。

当归活血，官桂散血，玄胡理血。血行而利，腰痛自除。

四圣挑疔散

珍珠　豌豆灰　血余灰各五分　冰片三厘

油胭脂调用。

痘中有疔者，此方主之。

凡痘中有独黑、独白、独陷下、独疼痛者，名曰痘疔，虽以针挑破，令人吸尽恶血，以此药傅之，失治则余痘皆陷矣。珍珠能出毒止痛，二灰能烂毒化血，胭脂能利血拔毒，冰片能利窍行滞。

人 牙 散

人牙一枚，烧存性　麝香少许

共为末，酒调下。

痘证黑陷者，此方主之。

痘之为物，外感秽气则陷入，内食秽物则凸出。牙灰、麝香，亦秽物耳，故用之以起陷下之痘。钱氏云：变黑归肾，而用骨余以治之，非通论也。

蝉 退 散

蝉退　地骨皮　白芷等分

每服三五分，酒调下。

表有风热而痘色滞者，此方主之。

蝉退、白芷消风热于表，地骨皮退风热于里。

大连翘饮

连翘　白芍药炒　当归酒洗，各一钱　防风　滑石　柴胡　黄芩　木通各八分　荆芥　车前子　栀子炒黑　牛蒡子略炒，各五分　蝉退　甘草各三分

痘后蕴热者，此方主之。

痘焦之后，蕴热不去，则生痘毒。是方也，防风、柴胡、蝉退，解热于表，表有热者，自皮毛汗孔而泄。荆芥、牛蒡，解热

于上，头目咽喉有热者，从口鼻而泄；滑石、木通、栀子、车前，解热于里，里有热者，导之从小便而泄。连翘去诸经之客热，黄芩去诸经之游火。乃甘草者，所以解热于气。而芍药、当归，所以调热于血也。

十三味败毒散

当归 陈皮 白芷 赤芍药 川山甲 乳香 没药 贝母 金银花 皂角刺 防风 甘草 天花粉

痘后肿毒，此方主之。

实证补之，则生痈毒。是方也，防风、白芷，解表而泄其热。乳香、没药，散血而消其毒。川山甲、皂角刺，能引诸药至有毒之处。金银花、赤芍药，能解热毒于瘀壅之中。痰中诸热，贝母、天花粉可除。气血不调，甘草、陈皮、当归可疗。

泻 肝 散

当归 川芎 防风 荆芥 白芍药 甘草 黄连 木贼 蔓荆子 白蒺藜 甘菊花

痘后肝经蕴热，目痛者，此方主之。

目者，肝之窍。肝，木脏也，喜散而恶郁，故散之则条达，郁之则热痛。此方用防风、蒺藜、荆芥、木贼、蔓荆、菊花，虽所以清肝经之风热，而实所以散之，使其条达也。和肝部之血，有当归、芍药。和肝部之气，有甘草、川芎。复有黄连，泻心火也，实则泻其子，以故用之。

复 明 散

当归 川芎 白芍药 防风 生地黄 荆芥 柴胡 蔓荆子 白芷

痘后目痛，红丝翳膜者，此方主之。

日月中天，光明者也，一为云物蔽之，明者晦矣。风行天上，则蔽障去而日月复明。此方用防风、荆芥、柴胡、白芷、蔓荆子诸风药以治目翳，亦是道也。复用当归、川芎、芍药、地黄养血之品者，经曰目得血而能视，是故用之。

清胃汤

升麻二钱　当归一钱二分　黄连　牡丹皮　生地黄各一钱

牙疳肿痛者，此方主之。

牙疳责胃热，肿责血热，痛责心热。升麻能清胃，黄连能泻心，丹皮、生地能凉血。乃当归者，所以益阴，使阳不得独亢尔。

犀角黄连汤

生犀角水磨，临饮加入，一钱　乌梅一枚　木香二分　黄连一钱

痘后牙疳，此方互用。

诸痛疡疮痒，皆属心火。故用黄连泻心，生犀凉心。乃乌梅者，取其味酸，可以收敛虚邪；而木香者，取其辛香，可以辑和荣气。

走马牙疳傅药方

黄连一两　雄黄一钱　胆矾三分　冰片五厘

患牙疳䘌蚀，此方为末掺之。

黄连之苦，能坚厚肌肉。雄、矾之悍，能杀䘌虫。冰片之辛，能利肌腠。

治痘疮湿烂方

或以败草灰傅之，或以蚕茧灰入枯矾少许傅之，或以墙上白螺蛳壳烧灰傅之，或以蛤粉傅之。四法者，皆是湿者燥之之

意。

妊娠患痘宜用方考

罩胎散

当归　川芎　人参　白术　茯苓　甘草　黄芩　砂仁　柴胡　干葛　桔梗　紫草　阿胶　防风　荆芥　白芷　白芍药

孕妇出痘，此方主之。

以孕妇而痘，则血气大虚矣，故用当归、川芎、芍药、阿胶以养血，又用人参、白术、茯苓、甘草以补气。乃黄芩、砂仁、紫草、桔梗，所以安胎解毒。柴胡、干葛、防风、荆芥、白芷，所以利表疏邪。养血补气，则安其内。解毒疏邪，则利其外。安内利外，治道毕矣。

安胎独圣散

用砂仁炒为末，酒调下五分。

妊娠出痘胎痛者，此方主之。

胎痛者，热而气滞之故也。缩砂辛温，利而不滞，故可以利气，可以安胎。

安胎饮

人参　白术炒　茯苓　甘草　芍药酒炒　当归　川芎　砂仁　紫苏　黄芩酒炒　陈皮　香附醋炒　大腹皮净洗

孕娠出痘，此方互用。

气血虚，则胎不安。气血热，则胎不安。气血滞，则胎不安。是方也，人参、白术、茯苓、甘草，所以补气。当归、川芎、芍药，所以养血。黄芩所以清热。砂仁、香附、紫苏、陈皮、大腹皮，所以行滞。

妇人门第七十

叙曰：妇人杂病与男子等，惟月事、胎产异焉。今所考者，亦考其月事、胎产之方尔。他证则向全方求其证治。

四物汤

当归酒洗　川芎　白芍药酒炒　熟地黄

妇人月事不调，以此方为主而变通之。

无极之真，二五之精，妙合而凝。乾道成男，坤道成女。女以坤道用事，故治妇人者以阴为主。方其二七而天癸至，月事以时下者，女子得坤之阴，阴中必有阳，故以七为纪，一七而齿更，二七而天癸至也。人受天地之气以生，故能克肖天地。月，天之阴也，以月而盈，以月而亏，故女子之血，亦以三十日而一下也。血之下也同于月，故名之曰月事。经曰：月事以时下，故能有子。是以月事不调者，宜以此方为主。随其寒热虚实而斟酌加减之，使月事调匀，则阴阳和而万物生，有子之道也。是方也，当归、芍药、地黄，皆味厚之品也，味厚为阴中之阴，故能益血。析而论之，当归辛温能活血，芍药酸寒能敛血，熟地甘濡能补血。又曰：当归入心脾，芍药入肝，熟地入肾，乃川芎者，彻上彻下而行血中之气者也。此四物汤所以为妇人之要药，而调月者必以之为主也。脉数、血色紫黑为内热，本方加黄芩、黄连。脉迟、血凝结者为寒，本方加官桂、附子。人肥有痰，加半夏、陈皮、南星。人瘦有火，加山栀、黄柏、知母。有抑郁者，加香附、苍术、砂仁、神曲。有留滞者，加桃仁、红花、玄胡索、肉桂。先期者为热，后期者为寒、为郁、为气、为痰。气虚者，加参、芪。气实者，加枳、朴。或问：四物亦有不宜者乎？

余曰：有之。气息几微者不宜川芎，恐其辛香，益散真气也。大便溏泄不宜当归，恐其濡滑，益增下注也。脉迟腹痛不宜芍药，恐其酸寒，益增中冷也。胸膈痞塞不宜地黄，恐其粘腻，益增泥滞也。明者解之，昧者误矣。

八 珍 汤

人参 白术炒 茯苓 甘草炙 当归 川芎 熟地黄 白芍药酒炒

月来血少者，此方主之。

血盛则月来而多，血衰则月来而少。故用当归、川芎、芍药、熟地四物以养血，而又用人参、白术、茯苓、甘草以养气也。所以必兼养气者，太极之妙，阴生于阳故也。

固 经 丸

酒黄芩 龟板 白芍药各一两 黄柏炒褐色，三钱 樗根白皮七钱半 香附童便浸一宿，焙干，三钱

月来过多不止者，此方主之。

月来过多不止，是阴血不足以镇守胞络之火，故血走失而越常度也。是方也，黄芩、黄柏、芍药、龟板，皆滋阴制火之品，所谓壮水之主以镇阳光也。樗皮之涩，所以固脱；香附之辛，所以开其郁热尔。

白芷黄荆实瓦垄子[①]治白带考

白带者，胃中湿热下注而成，犹之溺注于器而生溺底垽耳。前古名医有单用焦白芷而主者，有单用焦荆实而主者，有单用

① 瓦垄子：“瓦楞子”的异名。

瓦垄粉而主者。盖以白芷之性，香而升举。荆实之性，辛而利气；瓦垄之性，燥而胜湿。炒而焦之，则火可以生土，土可以防水；炼而粉之，则燥可以胜湿，胜湿则无以下注，而白带止矣。此用三物之意也

白葵花红葵花治赤白带下考

凡人腰脐之间有带脉，奇经八脉之一也，回身一周，如束带焉。下焦虚损，督任有亏，则中焦气血乘虚而袭之，陷于带脉之下，气病为白，血病为赤，名曰赤白带下也。东垣曰：白葵花治白带，红葵花治赤带。赤治血燥，白治气燥，此何言哉？昆谓葵花乃朝阳之萼也，禀草木之阴，涵天地之阳，故能润燥而升阳，使营卫上行，不复陷于带脉之下而为带下也。或问：带下一疾耳，此言气血陷于带脉之下为带下，前言胃中湿热下注为带下，何相悖也？余曰：妇人无病容，单下白者，责之湿热下注。妇人久病，赤白并下，责之气血下陷，多成瘵也。又曰：有言白者属寒，赤者属热，其说何如？余曰：曾见寒者固有赤带，热者益多白带，此白寒赤热之言不足徵矣，必若所言，则赤白并下者，是寒热并耶？见道之言不如此。

《千金》白马毛散

白马毛二两，椒和伏火一宿。白马毛治白带，赤马毛治赤带　龟甲四两，醋炙　鳖甲十八铢，醋炙　牡蛎一两十八铢，火炙

共为末，每服酒下方寸匕，日三。

治赤白带下，此方良。

气陷于下焦则白带。血陷于下焦则赤带。以涩药止之，则未尽之带，留而不出。以利药下之，则既损其中，又伤其下，皆非治也。白马得乾之刚，毛得血之余，血余可以固血，乾刚可以利

气，固血则赤止，利气则白愈，此用马毛之意也。龟、鳖、牡蛎，外刚而内柔，离之象也，去其柔而用其刚，故可以化癥，可以固气。化癥则赤白之成带者，无复中留。固气则营卫之行不复陷下，营不陷则无赤，卫不陷则无白矣。

半夏茯苓汤

半夏　生姜各三十铢　干地黄　茯苓各十八铢　旋覆花　白芍药　人参　芎劳　细辛　橘皮　甘草　桔梗各十二铢

孕娠恶阻者，此方主之。

恶阻者，恶心而防阻饮食也。此是下部气血不足，复盗脾胃之气以固养胎元，故令脾胃自弱，不胜谷气，一闻谷气，便恶心而防阻也。是方也，半夏、生姜，能开胃而醒脾。地黄、芍药、芎劳，能养阴而益血。人参、茯苓、甘草，能和中而益气。乃橘皮、桔梗、旋覆、细辛，皆辛甘调气之品，可以平恶逆之气而进饮食者也。或问：半夏为妊娠所忌，奈何用之？余曰：昔人恐久用而燥阴液，故云忌尔。若有恶阻之证，则在所必用也。故孙真人方之圣者也，其养胎之剂，用半夏者盖五方焉。

橘　皮　汤

橘皮　竹茹　人参　白术各十八铢　生姜一两　厚朴十二铢

妊娠呕吐不下食者，此方主之。

恶阻以闻食而恶，责之脾虚。呕吐以食入复吐，责之有火，所谓诸逆冲上皆属于火也。此是厥阴之血，既养其胎，少阳之火，虚而上逆。竹茹能平少火，厚朴能下逆气，橘皮、生姜所以开胃，人参、白术所以益脾，开胃益脾，欲其安谷云尔！

白术条芩考

先医云：白术、条芩，安胎之圣药。此何云也？盖以白术益脾，能培万物之母。条芩泻火，能滋子户之阴，兴其利而去其害，故曰安胎圣药。

胶艾汤

熟地黄　艾叶　当归　川芎　炙甘草　真阿胶炒成珠，各半钱　黄芪二分半

孕妇漏胎不安者，此方主之。

漏胎者，怀胎而点滴下血也。此是阴虚不足以济火，气虚不足以固血，故有此证。是方也，阿胶、熟地、当归、川芎，益血药也。黄芪、甘草、艾叶，固气药也。血以养之，气以固之，止漏安胎之道毕矣。

砂仁葱白汤

砂仁一钱，槌碎　葱白十枚，煎汤吞下

妊娠腹痛者，此方主之。

痛者，气血滞涩不通使然。故用砂仁顺气于下，葱白顺气于中，气行血利，而痛自止。有故而痛者，各随证以治之。

犀角散

生犀角　地骨皮　麦门冬　赤茯苓　条芩　生甘草

子烦者，此方主之。

子烦者，怀子而烦闷也。烦闷，责心肺有热。故用犀角凉心，骨皮退热，条芩泻火，麦冬清金，赤苓导赤，甘草和中。

四物汤加芩连姜夏方

当归　川芎　芍药　熟地黄　黄芩　黄连　半夏　生姜

子痫者，此方主之。

子痫者，怀子而痫仆也。此由血养其胎，阴虚火亢，痰气厥

逆，故令痫仆。是方也，四物可以养血，芩、连可以降火，姜、夏可以破逆。

紫苏饮

紫苏叶　人参　陈皮去白　大腹皮黑豆汁洗过　当归尾　川芎　粉草　白芍药酒炒

子悬者，此方主之。

胎气不和，凑上心腹，腹满闭闷，谓之子悬。乃下焦气实，大气举胎而上也。故用紫苏、腹皮、陈皮、川芎流其气，当归、芍药利其血，气流血利，而胎自下矣。然必用夫人参、甘草者，邪之所凑，其气必虚也，流气之药推其陈，补气之药致其新尔！

地肤草汤

地肤草四两，水四升，煮取二升，分三服。取自然汁服亦可。

子淋者，此方主之。

怀子而小便淋涩，谓之子淋。子淋之原，本于湿热。地肤草能利膀胱，能疏风热，以之而治子淋，亦单剂之良也。

冬葵子汤

冬葵子略炒　柴胡　桑白皮　赤茯苓　赤芍药　当归各等分

此亦子淋之方也。

滑可以去着，故用冬葵子。清升则浊自降，故用柴胡。气化则能出，故用桑皮。辛利则能润窍，故用当归。而赤苓、赤芍者，取其入血而利丙丁也。

木 通 散

木通　紫苏叶　香葇①　桑白皮各一钱　枳壳　槟榔　条芩各五分　诃子皮　木香各三分

妊娠身体浮肿，四肢胀急，小便不利者，此方主之。

妊娠气血朝胎，营卫之行涩，故令身体浮肿，四肢胀急，而小便不利也。是方也，紫苏流气于表，桑皮、枳壳、木通、木香、槟榔流气于里，香葇流气中之湿，条芩流气中之热，诃子流气中之液。服药之后，营卫流行，气血健运，则浮肿诸疾可得而皆愈矣。或问：何以不利小便？余曰：《内经》有言，气化则能出矣。故知本之医，只调其气，无用淡渗为也。

三合汤探吐法

人参　白术　茯苓　甘草　当归　川芎　芍药　地黄　半夏　陈皮

妊娠转胞，不得小便者，此汤服之，探吐数日愈。

胞，非转也，由孕妇中气怯弱，不能举胎，胎压其胞，胞系了戾，而小便不通耳。故用二陈、四物、四君子三合煎汤而探吐之，所以升提其气，上窍通而下窍自利也。

束 胎 丸

白术二两　茯苓七钱半　陈皮三两，不见火　黄芩夏一两，春秋七钱，冬五钱

妊娠七八月间，服此，胎气敛束，令人易产。

凡患产难者，多由内热灼其胞液，以致临产之际，干涩而难，或脾气怯弱，不能运化精微，而令胞液不足，亦产难之道

① 香葇：“香薷”的异名。

也。故用白术、茯苓益其脾土而培万物之母，用黄芩清其胎热，泻火而存胞液。乃陈皮者，取其辛利，能流动中气，化其肥甘，使胎气不滞，儿身勿肥耳。此束胎之义也。

达生散

大腹皮三钱，黑豆汁洗，晒干入剂　人参　陈皮　紫苏　当归　白芍药　白术各一钱　炙甘草二钱

妊娠临月，此方服之，令人易产。

《诗》云：诞弥厥月，先生如达。朱子曰：先生，首生也。达，小羊也。羊子易生而无留难，故昔医以此方名之，然产难之故，多是气血虚弱，营卫涩滞使然。是方也，人参、白术、甘草益其气，当归、芍药益其血，紫苏、腹皮、陈皮流其滞，气血不虚不滞，则其产也犹之达矣。

车前子

《诗》曰：采采芣苢，薄言采之。芣苢，车前也。朱子曰：采之未详何用，其子治产难。昆得其说，凡遇妊娠临月，于宜用汤液内加之每良。

催生诸药考

生，不必催也，催之则宋人之揠苗耳，非惟无益，而又害之矣。古方有用兔脑者，有用猪脂者，有用油蜜、葱白者，有用葵子者，有用牛乳、榆皮、滑石者，有用金凤子者，有用柞枝者，取其滑泽之义耳，犹近理也。又有用弩牙灰者，有用蛇退灰者，有用笔头灰者，有用百草霜者，有用伏龙肝者，有用凿头灰者，有用蓖麻子贴于足心者，有握石燕者，虽曰各有深意，但烧灰而服者，徒劫燥其津液，手握足贴者，用之弗验耳。噫！平时失于

将理，至于临产艰难，频以杂药催之，皆惑也。

十全大补汤

人参　黄芪　白术　白芍药　茯苓　当归　川芎　甘草　熟地黄等分　肉桂少许

正产之后，气血虚耗者，此方主之。小产者，亦此方主之。

气虚宜补气，故用人参、黄芪、白术、茯苓、甘草。血虚宜补血，故用当归、川芎、芍药、地黄、肉桂。丹溪曰：产后宜大补气血。此之谓也。

桃仁红花苏木玄胡索肉桂山楂蒲黄考

产后有瘀血留于子户作痛者，宜四物汤加上件。

黑神散

熟地黄　炒蒲黄　炒黑干姜　当归　白芍药　桂心各二两　炙甘草三钱　黑豆炒去皮，二合半

上件共为末，每服二钱，童便和酒调下。

胎死腹中，此方主之。

胎死者，产难经日而胎死也，法以妊娠舌头青黑为用之方也。蒲黄能逐败血，熟地、芍药、当归能养新血，干姜、肉桂能引新血而逐败血，甘草、黑豆能调正气而逐败气。师云：此方更治胞衣不下，产难血晕，余血奔心，儿枕疼痛，乍见鬼神等证。盖诸证皆是瘀血为患，故并治之。

《千金》神造汤

蟹爪一升　阿胶三两　甘草二两

妇人脉阴阳俱盛，名曰双躯。若少阴微紧者，血即凝浊，经

养不周，胎即偏夭，其一独死，其一独生，不去其死，害母失胎，宜此方主之。

蟹爪能破胞而堕胎，以其禀锋利之质故耳，非妊娠所宜也。是方也，盖用蟹爪攻其死，阿胶安其生，甘草平其毒也。或问蟹爪之毒手，保其不伤彼生者乎？余曰：无死者则伤生，有死者则毒以类从，惟攻其死，不犯其生。此《大易》方以类聚，物以群分，水流湿，火就燥之义也。

独参汤

人参二两

水一升，煎半升温服。

产后血晕，不省人事者，此方主之。

血晕者，下血过多而眩晕也。不省人事者，气血大脱而神不用也。故用人参甘温益元之品以主之。此药可以固气，可以生血，可以益元。身热气急者，加童便一爵。身寒气弱者，加附子三钱。

醋炭熏鼻法

凡血晕不省人事者，急治炭火以酽醋沃之，使醋气熏蒸入鼻，则能收敛神气，自然精爽。

红花酒

红花一两，炒

清酒五爵，沃之温服。

胞衣不下，此方主之。

胞衣不下者，气弱而瘀血盈于胞也。故用清酒壮其气，红花败其瘀。

猪肾汤

猪肾一具　白糯米三合　淡豉五合　葱白一升　人参　当归各二两

产后蓐劳者，此方主之。

蓐，产中之名也。产中虚羸喘乏，乍寒乍热，病如疟状，名曰蓐劳。此是虚乏气血不相顺接，虚故乍寒，壅故乍热，寒热无时休息，证状似疟，实非疟也。治宜大补气血，使其气血顺接，则病愈矣。故用人参补气，当归补血，糯米益胃，葱、豉醒脾。而猪肾者，取其以类相从，能补系胞之区也。

升阳举经汤

羌活　藁本去土　防风各二钱　肉桂去皮，夏勿用，秋冬用　白术　当归　黄芪　柴胡各三钱　人参　熟地黄　川芎各一钱　细辛六分　独活　炙甘草　附子炮，去皮脐，各一钱五分　桃仁十枚，去皮尖　白芍药　红花各五分

妇人经血崩下者。此方主之。

血气，人身之阴阳也。阳主升，阴主降，阳根乎阴，阴根乎阳，一动一静，互为其根，则一升一降，循经而行，无崩陷也。若阳有余，则升者胜，血从上窍而出。阳不足，则降者胜，血从下窍而出。是方也，附子、肉桂、人参、黄芪、白术、甘草，壮阳益气之品也。羌活、独活、柴胡、藁本、防风、细辛、川芎，升阳举经之品也。芍药、地黄、红花、当归、桃仁，滋阴入血之品也。壮阳则气不虚，举经则血不陷，滋阴则血不燥。诚如是，则血为气之守，气为血之卫，血营于中，气卫于外，升降上下，一循其经矣，胡然而崩也？

独活汤

独活　生姜各五两　防风　秦艽　桂心　白术　甘草　当归

附子各二两　葛根三两　防己一两

时人分作十服。

产后中风，口噤背反者，此方主之。

产后血气俱虚，易受风寒，风伤乎筋则痉，寒伤乎筋则疼，故令口噤背反。是方也，独活、防风、秦艽、葛根、防己，疏风药也。桂心、附子，驱寒药也。风去则筋不痉，寒去则筋不疼。乃当归者，所以养血于驱风之后。生姜、白术、甘草者，所以调气于散寒之余。必欲养血调气者，产后不忘其虚也。

莨菪酒硝石饮

《史记》菑川王美人，怀子而不乳，召淳于意往视，与莨菪药一撮，以酒饮之，旋乳。意复诊其脉而脉燥，燥者有余病，即饮以硝石一剂，出血，血如豆比五六枚。

乳，产也。怀子而不乳者，气血凝涩，宜产而不产也。莨菪能行痹气，酒性能行滞血，故主之而旋乳。复诊其脉燥，燥属有力，故为有余，有余之疾宜攻矣，故用硝石以下其积血。

当归补血汤加葱白方

当归二钱　黄芪一两　葱白十枚

产后无乳者，宜此方主之。

乳者，气血之所成也。故气血充盛之妇，未尝无乳，凡见无乳者，皆气体怯弱之妇也。是方也，用当归、黄芪大补其气血，此养乳汁之源也。葱白辛温，直走阳明，阳明达于乳房，故用之为使，此通乳汁之渠也。如依古方用猪悬蹄、漏芦辈，亦可。

免怀汤

当归尾　赤芍药　酒红花　酒牛膝各五钱

欲摘乳者，此方主之。

妇人之血，下则为月，上则为乳。欲摘乳者，通其月事，则乳汁下行，免乳胀之苦矣。是方也，归尾、赤芍、红花、牛膝，皆下行导血之品也，以故用之。名曰免怀者，子生三年，然后免于父母之怀故也。

广嗣门第七十一

叙曰：嗣以衍宗，微嗣，匪孝也，君子恒重之。故郊禖之祀，尼丘之祷，古人胥急焉。然有祈之、药之，终身不一嗣者，此何以故哉？嗟夫！天地有不毛之处，故亦有无子之人，《灵枢》所以泄其微也。兹考方药五条，道其能嗣者尔！

长春广嗣丹

人参去芦　天门冬去心　当归酒洗　泽泻去毛　山茱萸去核　石菖蒲炒　赤石脂　五味子去梗　覆盆子去萼　白茯苓　车前子　广木香　柏子仁各一两　山药姜汁炒　川巴戟去心　川椒去目与梗及闭口者，炒出汗　川牛膝去芦，酒洗　生地黄　熟地黄　地骨皮去木与土　杜仲各二两　远志去芦，甘草汤泡，去心　肉苁蓉酒洗，去心膜，晒干　枸杞子各三两　菟丝子酒洗，去土，仍用酒蒸，捣饼晒干，四两

上药廿五味，炼蜜作丸，梧子大。每服三十丸，日三。

男妇艰嗣者，此方主之。

二五之精，妙合而凝，然后成形孕育，故求嗣者，宜实其精。世人益精，专于补肾，此求其末也。经曰：肾者主水，受五脏六腑之精而藏之，故五脏盛乃能写。如斯言之，则肾主藏精耳，而生精之原，固本于五脏六腑也。是方也，人参、天门冬、五味子，用之补肺。石菖蒲、柏子仁、当归、远志，用之养心；白茯苓、怀山药，用之养脾。山茱萸、熟地黄、覆盆、杜仲、牛膝、巴戟、苁蓉、枸杞、菟丝，用之补肝肾，所以然者，肝肾同

一治也。乃车前、泽泻，利其灼阴之邪。生地、骨皮，平其五脏之火。石脂之涩，所以固精。木香之窜，所以利六腑。川椒之辛，所以散湿痹也。此则兼五脏六腑而调之，五脏之精实，六腑之气和，夫然后可以媾精而宜子矣！非得《内经》之旨者，不能识此。

延龄育子方

天门冬去心　麦门冬去心　川巴戟去心　人参　白术　白茯苓　川牛膝　生地黄　熟地黄　肉苁蓉去心　枸杞子　菟丝子去心　莲须　白茯神　山药姜汁炒　山茱萸去核　沙苑蒺藜炒　柏子仁　鹿角胶　鹿角霜各五两　酸枣仁　远志　五味子　石斛各二两

上药共为末，蜜丸梧子大。早晨盐汤吞下百丸。

此亦广嗣之方也。

男女媾精，乃能有孕。然精者，五脏之所生，而藏之肾者也，故欲藏精于肾者，必调五脏，五脏盛而精生矣。是方也，人参、五味、天麦门冬，补肺药也。茯神、远志、柏仁、枣仁、生地，补心药也。白术、茯苓、山药、石斛，补脾胃也。熟地、枸杞、菟丝、巴戟、牛膝、茱萸、苁蓉、沙苑蒺藜，补肝肾也。鹿角胶，血气之属，用之所以生精，角霜、莲须，收涩之品，用之所以固脱。如是则五脏皆有养而精日生，乃能交媾而宜子矣。

韭子小茴香蛇床子川椒天雄附子总考

此六物者，温热之品也，取之者何？凡人艰嗣者，多有下虚，而胃中之湿袭之，内生胞痹、肾痹、白滞之疾，故令精寒而不嗣也。能于此数物酌而用之，则痹去而宜子矣。

黄芩黄连黄柏栀子考

世人谓精寒者不宜嗣，辛以温暖之剂主之，此不可执也。盖天地冲和而万物发育，朔方寒胜，固令不毛。南服燕炎，亦令焦土。明于精寒不嗣，昧于血燥不胎，非良手也。故述芩、连、栀、柏，以为广嗣者告，能令气血冲和，则生生之道矣！

人胞鹿茸麋茸鹿峻[1]蛤蚧龟板猪脊髓总考

凡年高精弱，难于生育，草木无情，不能补之，故宜上件酌而入药。盖取其为血气之属，补之易易尔！

延年门第七十二

叙曰：服食引年，术之末也，能寡欲以至无欲，斯长生矣。故欲不灭，则苦亦不灭。苦不灭，宜生灭，虽令太乙处方，神皇品药，轩辕切问，广成烹调，亦夭殃道耳。胡年之延哉？兹考方药七条，述医云尔。他如金丹玉液之术，则吾不敢为斯世诳也。

九蒸地黄

地黄味厚，为阴中之阴，故能滋养阴血。必欲九蒸者，欲其气味纯和云尔！

---

① 峻（音嘴）：雄性的生殖器。

九蒸黄精

黄精气味与地黄等，故可以生长阴精。真人云：久服能脱旧肤，美颜色，乌须黑发，长生引年。

百炼松脂不见风日者良

松亘千年不谢，傲霜雪不凋，以其脂实也。服食家用之，亦欲其松其身而千其年尔。

云母水方

上白云母二十斤，薄擘，以露水八斗作汤，分半洮洗云母二次。又取二斗作汤，内芒硝十斤，以云母水器中渍二十日，阴干，于木石臼中揉挻极细，得好粉五斗，余者弃之。每好粉一斗，用崖蜜二斤，搅令如粥，入生竹筒中，削去竹青，漆固其口，埋入地中，入土六尺覆之。春夏四十日，秋冬三十日出之，当如泽为成。若洞洞不消者，更埋三十日出之。服时取水一合，内药一合，搅和服之，日三。

孙真人云：此药服十日，小便变黄，是先疗劳气风疹也。二十日腹中寒澼消，三十日龋齿更新生，四十日不畏风寒，五十日诸病皆除，颜色日少，长生延年。

自　溺

老人夜卧口干亡泄，取自己溲溺，时进一杯，能长生引年。此以吾身之坎，交吾身之离，谚称轮回酒是也。

玄　黄　丹

硫黄制，一斤　青黛飞，一两六钱

用硫黄为丸，青黛为衣。

老人寒痰内盛者，此方服之，去疾延年。

硫黄，火之精也，人非此火不能以有生，故用之以益火。以青黛为衣者，制其燥咽云尔。硫黄详论在虚损劳瘵门补火丸下。

鹿峻鹿血鹿角胶鹿茸麋茸猪脊髓总考

老弱之躯，木石不能荣养气血，故用上件血气之属，入药调和，以配服食。取其以类相从，荣养易易耳。七十非肉不饱，亦是此意。

《中医经典文库》书目

一、基础篇

《内经知要》
《难经本义》
《伤寒贯珠集》
《伤寒来苏集》
《伤寒明理论》
《类证活人书》
《经方实验录》
《金匮要略心典》
《金匮方论衍义》
《温热经纬》
《温疫论》
《时病论》
《疫疹一得》
《伤寒温疫条辨》
《广温疫论》
《六因条辨》
《随息居重订霍乱论》
《濒湖脉学》
《诊家正眼》
《脉经》
《四诊抉微》
《察舌辨症新法》
《三指禅》
《脉贯》
《苍生司命》
《金匮要略广注》
《古今名医汇粹》
《医法圆通》

二、方药篇

《珍珠囊》
《珍珠囊补遗药性赋》
《本草备要》
《神农本草经》
《雷公炮炙论》
《本草纲目拾遗》
《汤液本草》
《本草经集注》
《药性赋白话解》
《药性歌括四百味》
《医方集解》
《汤头歌诀》
《济生方》
《医方考》
《世医得效方》
《串雅全书》
《肘后备急方》
《太平惠民和剂局方》
《普济本事方》
《古今名医方论》
《绛雪园古方选注》
《太医院秘藏丸散膏丹方剂》
《明清验方三百种》
《本草崇原》
《经方例释》
《经验良方全集》
《本经逢原》
《得配本草》
《鲁府禁方》
《雷公炮制药性解》
《本草新编》
《成方便读》
《药鉴》
《本草求真》
《医方选要》

三、临床篇

《脾胃论》
《血证论》
《素问玄机原病式》
《黄帝素问宣明论方》
《兰室秘藏》
《金匮翼》
《内外伤辨惑论》
《傅青主男科》
《症因脉治》
《理虚元鉴》
《医醇賸义》
《中风斠诠》
《阴证略例》
《素问病机气宜保命集》
《金匮钩玄》
《张聿青医案》
《洞天奥旨》
《外科精要》
《外科正宗》
《外科证治全生集》
《外治寿世方》

《外科选要》
《疡科心得集》
《伤科补要》
《刘涓子鬼遗方》
《外科理例》
《绛雪丹书》
《理瀹骈文》
《正体类要》
《仙授理伤续断方》
《妇人大全良方》
《济阴纲目》
《女科要旨》
《妇科玉尺》
《傅青主女科》
《陈素庵妇科补解》
《女科百问》
《女科经纶》
《小儿药证直诀》
《幼科发挥》
《幼科释谜》
《幼幼集成》
《颅囟经》
《活幼心书》
《审视瑶函》
《银海精微》
《秘传眼科龙木论》
《重楼玉钥》
《针灸大成》
《子午流注针经》
《针灸聚英》
《针灸甲乙经》
《证治针经》
《勉学堂针灸集成》
《厘正按摩要术》
《饮膳正要》
《遵生八笺》
《老老恒言》
《明医指掌》
《医学从众录》
《读医随笔》
《医灯续焰》
《急救广生集》

四、医论医话医案

《格致余论》
《临证指南医案》
《医学读书记》
《寓意草》
《医旨绪余》
《清代名医医案精华》
《局方发挥》
《医贯》
《医学源流论》
《古今医案按》
《医学真传》
《医经溯洄集》
《冷庐医话》
《西溪书屋夜话录》
《医学正传》
《三因极一病证方论》
《脉因证治》
《类证治裁》
《医碥》
《儒门事亲》
《卫生宝鉴》
《王孟英医案》
《齐氏医案》
《清代秘本医书四种》
《删补颐生微论》
《医理真传》
《王九峰医案》
《吴鞠通医案》
《柳选四家医案》

五、综合篇

《医学启源》
《医宗必读》
《医门法律》
《丹溪心法》
《秘传证治要诀及类方》
《万病回春》
《石室秘录》
《先醒斋医学广笔记》
《辨证录》
《兰台轨范》
《洁古家珍》
《此事难知》
《证治汇补》
《医林改错》
《古今医鉴》
《医学心悟》
《医学三字经》
《明医杂著》
《奉时旨要》
《医学答问》
《医学三信篇》
《医学研院》
《医宗说约》
《不居集》
《吴中珍本医籍四种》